広島修道大学テキストシリーズ

# 生きること 死ぬこと 物語ること

## 終末期医療と倫理

宮坂 和男 著

晃洋書房

# はじめに

はじめに、本書が書かれた経緯や背景、本書の構成等について述べておくことにしたい。

私が終末期医療に関心をもったのは、肉親に転移がんが見つかったことを大きなきっかけとしている。大腸がんの手術を受けて数年がたつ母親に、肝臓転移が発見され、不治であることを医師に告げられた（不治であるにもかかわらず医師は抗がん剤治療を強要しようとした）。

相談を受けた私は、当然のことながら大きな衝撃を受け、がん関連の書物を数多く読んで、がんについてはじめて様々なことを知ることになった。がんで亡くなる人が思っていたよりもはるかに多いこと、がんについては医師によって見解や治療法が大きく異なることなど、知ったことに関しては驚くことが多かった。特に、治らないにもかかわらず過酷な治療が行われ、多くの患者が苦しみぬいて亡くなっているという理不尽な現実があることを知り、非常に多くのことを考えさせられた。

「本当にどうにもならないのか」、「何か手立てはないのか」、「どうにもならないとして、死に至るまでの期間は何をすればよいのか」、「多くの場合に、このように病苦の内に死ななければならないのに、それでも人間が生きるということはどういうことなのか」といった、答えのない問いを様々に自分に突きつけることになった。大変な心労を味わいながら、終末期医療について本気で考える経験をした（結局私の母親は病院を変えて手術を受け、その後四年間は何事もなく生き延びた。ただその後、別のがんをさらにいくつも経験し、最終的に一〇年近く経ってから亡くなった）。

この数年後に、非常勤講師として勤務する大学で生命倫理学に関連する授業を担当する機会があり、このときの体験が思いがけず役立つことになった。その後、本務校でも生命倫理学の講義を担当するようになった事情もあって、生命倫理学関係の論文を勤務先の論文集に少しずつ掲載するようになった。

このように仕事をしているうちに、生命倫理学に関する教科書的な本を著し、授業でも使用できればという希望をもつようになった。当初は、生命倫理学に関するテーマをできる限りたくさん扱う、網羅的な本を構想していた。だが、そう思って類書を参照したところ、似たことを考える人は多いようで、そのような教科書的な本はすでにいくつも出版されていることが分かった。しかもいずれも優れた書物で、むしろ自分がこれらの本からまだ多くのことを学ばねばならない立場にいることに気づいた。

こうした状況に鑑みたとき、この上なお教科書的な書物を著しても、屋上屋を重ねるような益のない作業になると考えざるをえなかった。そこで当初の計画を変更し、医療の問題に関して、既存の生命倫理学の教科書とは異なる性格の書物を著そうと考えた。本書の特徴としては、次のような諸点を挙げることができる。

①テーマをほとんど終末期医療に限定する（第一章三「エンハンスメント」だけを例外とする）。

②単に医療の問題についてだけ考察するのではなく、「人間が生きるということはどういうことか」といった実存論的な問題についても考える。終末期医療の問題について検討してゆくと、単に医療上の問題を見るだけでは終わらず、「死を最後に控えた存在として、人間はいかにして生きることができるのか」、「人間は自分の死をどのようにして受け容れることができるのか」といった問題についても自ずと考えることになるからである。当然のことながら、人間は生物学的にのみ生きているのではない。終末期に置かれた人間の状態について本気で考えようとすれば、このような実存論的問題について考えずにすませることはできないはずである。

③②の問題について考えるために、過去の哲学者や思想家等が論じていることを手がかりにする。

④終末期医療の問題について、一般化された形でのみ考えるのではなく、一人ひとりが体験したことに依拠しながら検討する。医療に関しては「患者の〇〇人に一人」とか「症例の〇〇パーセント」のような論じ方がされることが多い。もちろんこのことも非常に重要ではあるが、このような扱い方では、②の問題について考えることはできない。「人間が生きるとはどういうことか」といった問題について考えるためには、一人ひとりの人が終末期をどのように生きたか、何をしてどのように感じたか、といったことを検討しなければならないはずである。そのために本書では、患者の体験記などが数多く参照される。

読者諸賢におかれては、以上のような性格の本であることをあらかじめ念頭に置いて読んでいただければ幸いである。

本書は「SOL」「QOL」といった医療の基礎的概念を理解することから始める。その後、これらの概念が実質的に問題になる場面として、がん治療について検討する。数ある病気の中でがんだけを取り上げ、しかも医学研究者でもない者が論じるのは不適切のように思われるかもしれない。だが、このようにがんを特化して扱うことは、ぜひとも必要なことである。というのは、人が自らの死に向き合って終末期を真剣に生きようとするのは、今日がんである場合が圧倒的に多いからである。終末期医療について考えようと思えば、がんに触れないでいることはできないはずである。

そして、がんで死を近くに控えた人が残された時間をどのように生きたかを見ることは、「人間が生きるとはどういうことか」という問題について考えることに自ずとつながる。このような人は、自分の人生を本当の意味で生きようと考えるからである。人生を本気で生きようとした体験を参照し、トルストイの生命論やフランクルの実存思想に依拠しながら、「人間が生きるということはどういうことか」という実存論的な問題について考えることを試みる。

その次に本書は、「物語」という概念に着目し、検討することになる。死を近くに控えている人の多くは、自分の人生を「物語」として生きようとするからである。また「物語」を生きることができるとき、人は自分の死を納得して引き受けることができるということも、しばしば見られる現象である。終末期医療について論じられるとき、「物語」という概念が注目されることは多いが、片手間で触れられるのにとどまっているという印象は拭いがたい。本書では「物語」の概念を正面から扱うことを試みる。特に重視されるのは、ニーチェの悲劇論である。

最後の二つの章では、「脳死」と「尊厳死（安楽死）」の問題について検討する。言うまでもなく、どちらも終末期医療に関する代表的な問題である。この二章の内容は、それ以前の諸章からは独立した内容のものとして受け取っていただきたいと思う。それは実存論的考察とはかなり趣の異なるもので、どの時点で人間の死を認めるべきか、また、どのような状態の人にどの時点で死を迎えさせるのが適当かといった、どちらかといえば科学的な問題について考えることを主眼としている。そこではまた、終末期医療に関して日本が進んでいる道に、根本的な誤りがあることを見ることになる。最後の二章では、法律の制定に関わる政策的な問題についても見られることになる。

# 目次

# 第一章　ＳＯＬ、ＱＯＬ、エンハンスメント

## ――医療の基礎的概念――

本章では、ＳＯＬとＱＯＬという医療の最も基本的な概念について考える。医療技術が進歩したために、両者のどちらを優先させるか、簡単には決められないという問題が今日生じている。本章は、この二つの概念の内容を確かめるとともに、それとの関連でエンハンスメントの問題についても考えようとするものである。またその際、哲学者や倫理学者が述べているところを参照し、医療以前の事柄にも関連づけながら検討することにしたい。なお、あらかじめ言うことにすれば、医療が目指すことは控えめなものに限られなければならないということが、本章では明らかになる。

### 一　ＳＯＬ（sanctity of life）

「ＳＯＬ」とは、「生命の神聖さ（尊厳）」を意味する“sanctity of life”という言葉の略称で、人間が生きていることとそれ自体に大きな価値があることを意味している。これが医療の根底に位置する最も基礎的な考えであることは言うまでもない。医療を施すときに目指されるのは、まず何よりも患者の生命を救うこと、維持することであり、

いかなる医療行為もこの前提のもとで行われる。

生きていることがそれ自体として価値をもつという原則は、あまりにも自明なことに思われるため、さらにその根拠を明らかにするのは非常に難しい。これまでの哲学者や倫理学者の議論の中で、これに関連するものがないか、考えてみよう。SOLに直接関わるものとは言えないが、カントとH・ヨナスの議論は関連しているように思われるので、ここでこの二人の主張を参照することにしたい。

カントに関して私の念頭にあるのは、「あらゆる人格における人間性を、決して手段としてのみ利用するのではなく、つねに同時に目的それ自体として扱うように行為せよ」という定言命法の法式のことである(1)。これが意味しているのは、人間を物と同様のものと見なして、もっぱら何か別の目的のための手段として利用することがあってはならないということである。道徳的に正しい行為は、最終的に人間を益するために行われるものであり、この序列を逆転させて、人間が物のために利用されたり犠牲にされたりしてはならないということである。

カントの倫理学は、真の意味で道徳的に正しい行為とはどのようなものであるかを探究したものである。カントはそれを、そのときどきの偶然の条件に左右されずに行わなければならない行為として明らかにしようとした。それを表すのが「定言命法」という概念である。「人の信用を得て利益を上げるために、正直な取引をせよ」という命令は、真の意味での道徳的命題とは言えない。「利益を上げるため」という条件とは無関係に「正直な取引をせよ」と言う命令こそが、真の道徳性を備えた命令だとカントは考えた。

カントは、どのような命令がこうした無条件の命令としての資格をもつかを考えた結果、右に見た「目的自体の法式」に到達している。定言命法をめぐるカントの探究が、人間を目的として尊重しなければならないという命題にどのようにして行き着くのか、きちんと説明しようとすると非常に多くのことを述べなければならなくなる。この問題について考えようとすると、カント解釈の議論になってしまうので、ここでは論じないが、あえて単純化すれば、カントはあらゆる道徳・倫理の前提として、人間の存在が確保されていなければならないことを主張していると見ることができる。

人間を単なる手段としてのみ扱う行為の最たるものは、人間を殺害して消し去ることにほかならない。それは、役に立たなくなったり邪魔になったりする物を廃棄処分にするのと同様に、人間を亡きものにする行為である。だが、もちろんこのことは道徳的に許されることではない。何らかの事情でこれといった役割を果たすことのできない人や、人の負担にばかりなる人は、実際のところたくさん存在するであろうが、そのような人を物と同じように扱って亡きものにすることは、当然のことながら許されない。何らかの目的のために人間の存在を消去することが許されてしまうようなことになれば、倫理や道徳についてどのような議論をしても、もはや何の意味もないであろう。そもそも人間が存在しないところでは、何らかの行為が道徳的に正しかったり間違っていたりすることもありえないからである。人間が存在することが前提された上でこそ、倫理・道徳を云々することも意味のあることとなるのである。

議論の文脈は異なるが、ヨナスがこれとほぼ同様のことを主張しているので、それにも触れておくことにしたい。ヨナスは、科学技術文明を営む時代において、われわれ現在の人間が後の世代の人々に対して、どのような義務（責任）を果たさなければならないかを論じている。その中でヨナスは、最も重要な義務として、まず人間の存在を確保することを挙げ、それを「第一の命法」と呼んでいる。(2)

将来の世代のためにわれわれが行わなければならないことには、もちろん非常に多くのことがあるが、そのためにはまず前提として、人間が存在し続けていなければならない。人類の滅亡が避けられなくなり、人間が生存し続けることができなくなってしまえば、何かそれ以外の義務（責任）が果たされたところで何の意味もないであろう。「第一の命法」は、「〔ほかの〕すべて〔の命法〕に共通する前提として、ひそんでいる」(3)のである。

人間の生命を維持し確保することは、あらゆる倫理・道徳の前提であり、それゆえ最も重要な課題となる。このことが医療においては「SOL」という概念によって表わされていると言うことができる。患者の生命を維持するという前提が崩れてしまえば、いかに優れた医療が施されたところで何の意味もなくなってしまう。

医療現場の医師たちは、それゆえ、患者の生命を一分一秒でも延ばそうと躍起になる。山崎章郎医師は、駆け出しの医師だった頃に、自分の先輩たちが患者を蘇生させようと必死に努力する姿を見て、大きな感銘を覚えたという。呼吸と心臓が停止しようとしている患者に人工呼吸が施され、強心剤が注射され、心臓マッサージが行われた。「その表情は真剣で、髪を振り乱しながら心臓マッサージを行っている姿は近寄りがたく、鬼気迫るものさえ感じた」(4)と山崎は述べている。「SOL」は医療の現場でこのように懸命に追求される。それは自明の原理であるため、疑問とされることはなく、医療においてたえず最も重要な事柄と見なされる。

## 二　QOL（quality of life）

だが今日、医療技術が大きく進歩した時代にあっては、単純にSOLを追求するだけではすまなくなっており、そこにこそ問題が生じている。蘇生技術や延命技術の進歩によって、生命を以前よりも長く維持することは可能になったが、このことによって患者が苦痛ばかりを長く味わわなければならない場合もあるからである。

患者からすれば、単に生命が維持されさえすればよいということにはならず、生きている間よい状態で過ごせるのでなければ意味がない。どれくらいよい状態で生きているかを表すのが、「QOL」という概念である。これは「生命（活）の質」を意味する〝quality of life〟という言葉の略称である。医療においてSOLが追求されるのはもとより自明のことであるが、患者が高いQOLを望むのもまた当然のことであろう。医療は単に生命を維持することを考えるだけではすまず、高いＱＯＬを追求しなければならないはずである。

ただ、ここで問題が生じる。どのような状態であればＱＯＬが高いと言えるか、あらためて考えてみると、明確に示すことは存外に難しい。それは人が何を職業としているか、日頃どのような活動をしているかによって異なってくるように思われるし、また人の感じ方によっても違ったものになるように見える。例えば、身体のどこかに痛みを感じるような場合、普通の人にとっては生活の支障にならないようなものでも、スポーツ選手にとっては決定的に不都合なものになることは十分ありえよう。

このようにＱＯＬについては、どのようにすればその高さが正しく測定されるかという問題が生じる。ここではこの問題について、哲学者である清水哲郎が論じているところを参照することにしたい[5]。清水は、この難しい問題についてよく練られた考察を提示していると思われるからである。私なりに整理すれば、ＱＯＬに関して清水が主張している内容は、次の諸論点にまとめられるように思われる。

①ＱＯＬの高さは、個人ごとに異なる基準で測られるものではなく、公共的に認められるような人間の基礎的欲求を尺度とする。すなわち「痛みや吐き気、だるさを感じずに生きたい」といった、誰から見てももっともだと思われる欲求がよく満たされていればＱＯＬは高いし、満たされていなければ低い。それに対して、「速く走りたい」とか「高い知的能力を持って成功をおさめたい」といった個人的欲求がどのくらい満たされているかは、ＱＯＬの高さには関係がない。このような欲求は、本人が自分で追求するものであって、医療が応じる事柄ではない。医療はどの人のことも同等に扱う公共的な営みであるから、個人の主観的な希望や欲求に応じることはできない。医療が行えるのは、個々人が自らの欲求や希望を叶えようとするときの前提条件となる、身体の健全な状態を実現することである。

このような見方に立って清水は、ＱＯＬに関わる具体的事項として、次のものを挙げている。

・情態

身体的不快度：痛み、吐き気、不快度、等々

心理状態（気持ち）：病気にまつわる不安、おちこみ、闘病の気力、等々

・作業能力：立居振舞い、身の回りの世話といったことの自立度、等々

・人間関係を維持する能力：身内との交流の可・不可、友人との交流の可・不可、等々(6)

なお、これらの事項はそれぞれに独立しているわけではなく、相互に関わりあっている。例えば、気持ちのあり様によって痛みの感じ方はかなり違うということが知られている。また痛みを感じれば、それは当然立居振舞いに影響する。

②ＱＯＬは、単にその時々の高さによって評価されるのではなく、死に至るまでに見込まれる総計値によって評価されなければならない。例えばがんが見つかったとき、いまのところは自覚症状がなくてＱＯＬが高くても、それでよしとするわけにはいかない。必要な場合には、もちろん手術等の治療を受けなければならない。手術を受ければその前後の時期にＱＯＬは低下するが、回復後は高いＱＯＬが戻ってその後も維持されることになる。それに対して手術を受けない場合には、ＱＯＬは次第に低下して死期も早まり、手術を受ける場合に比べて生きられる期間が短くなる。後者の場合、前者の場合よりもＱＯＬの総計値が低いことになる（図1-1）。

もちろん、がんが見つかれば必ず手術等の治療を受けなければならないわけではない（この問題については第二章で

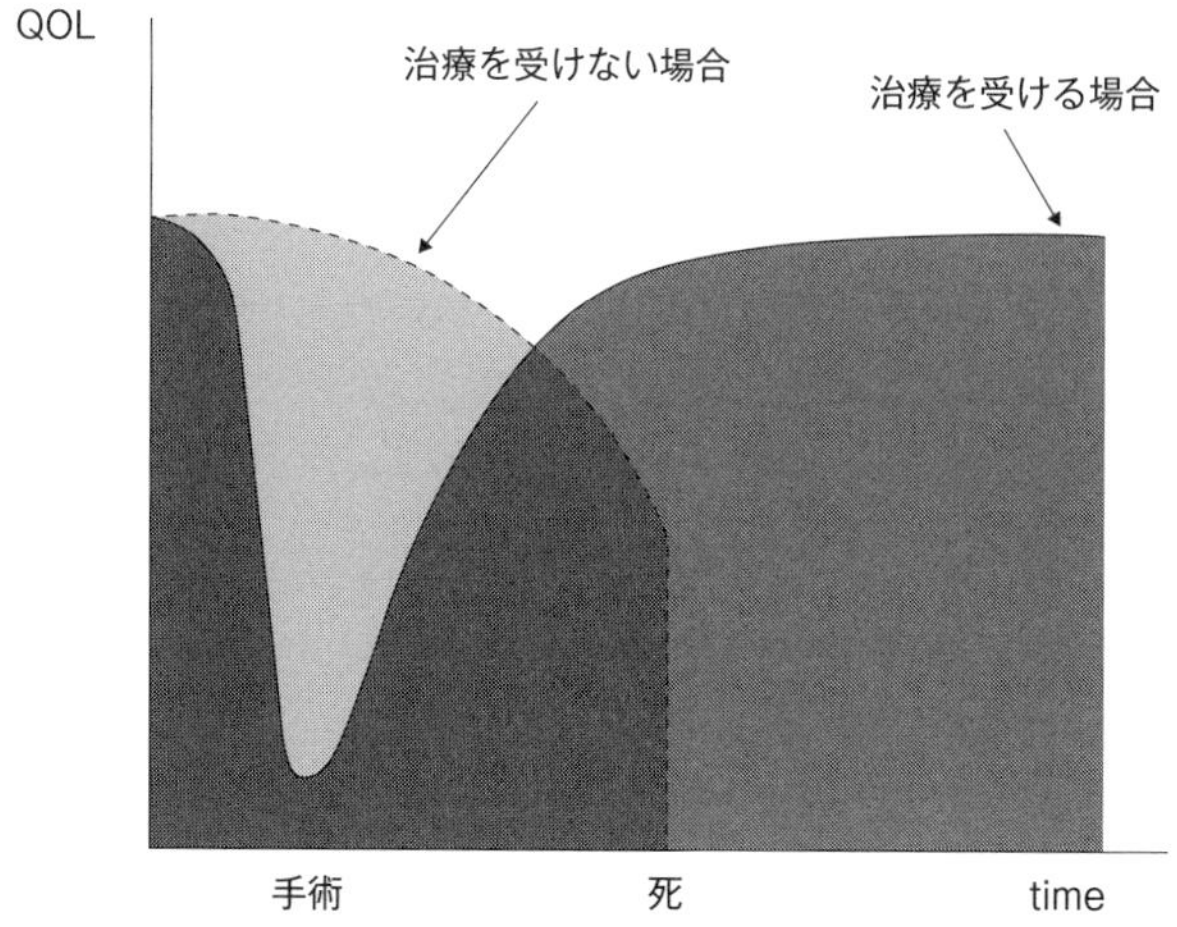


図1－1　時間を考慮に入れたQOLの高さ

（注）それぞれの場合の面積の広さがQOLの総計値を表す.
（出典）清水哲郎『医療現場に臨む哲学』（勁草書房，1997年），45頁.

論じる）。治療後にＱＯＬが回復しないことが見込まれる場合もあり、この場合にも治療を受けるかどうかは、簡単には判断のつかない問題である。ＱＯＬが低くなっても寿命を延ばす選択をする人もいれば、寿命が縮まってもＱＯＬを高く保つ道を選ぶ人もいるであろう（図1－2）。どちらを選ぶかは、患者本人が決めなければならない。この場合には、患者本人のライフ・スタイルや人生観が大きく関わってくることになる。

ついでに言えば、迷った末に治療を受けたが、手術事故等のためにすぐに死んでしまう場合や、期待したほど延命ができないケースも多い。逆に、延命をあきらめて治療を拒んだところ、見込んでいたよりも長期間生きることができる場合もある（図1－3）。このような結果をあらかじめ見通すことは不可能であるため、正しい判断を下すのは非常に難しい。ＱＯＬをめぐる問題には、このように悩ましさがつきまとう。

ＱＯＬの問題は切実なものであるため、現実のケースに即してさらに実質的な検討を行わなければならない。すでに自ずと言及されたように、ＱＯＬが実際に問題になるのは、がん治療に関するケースが圧倒的に多い。第二章でがん治療に

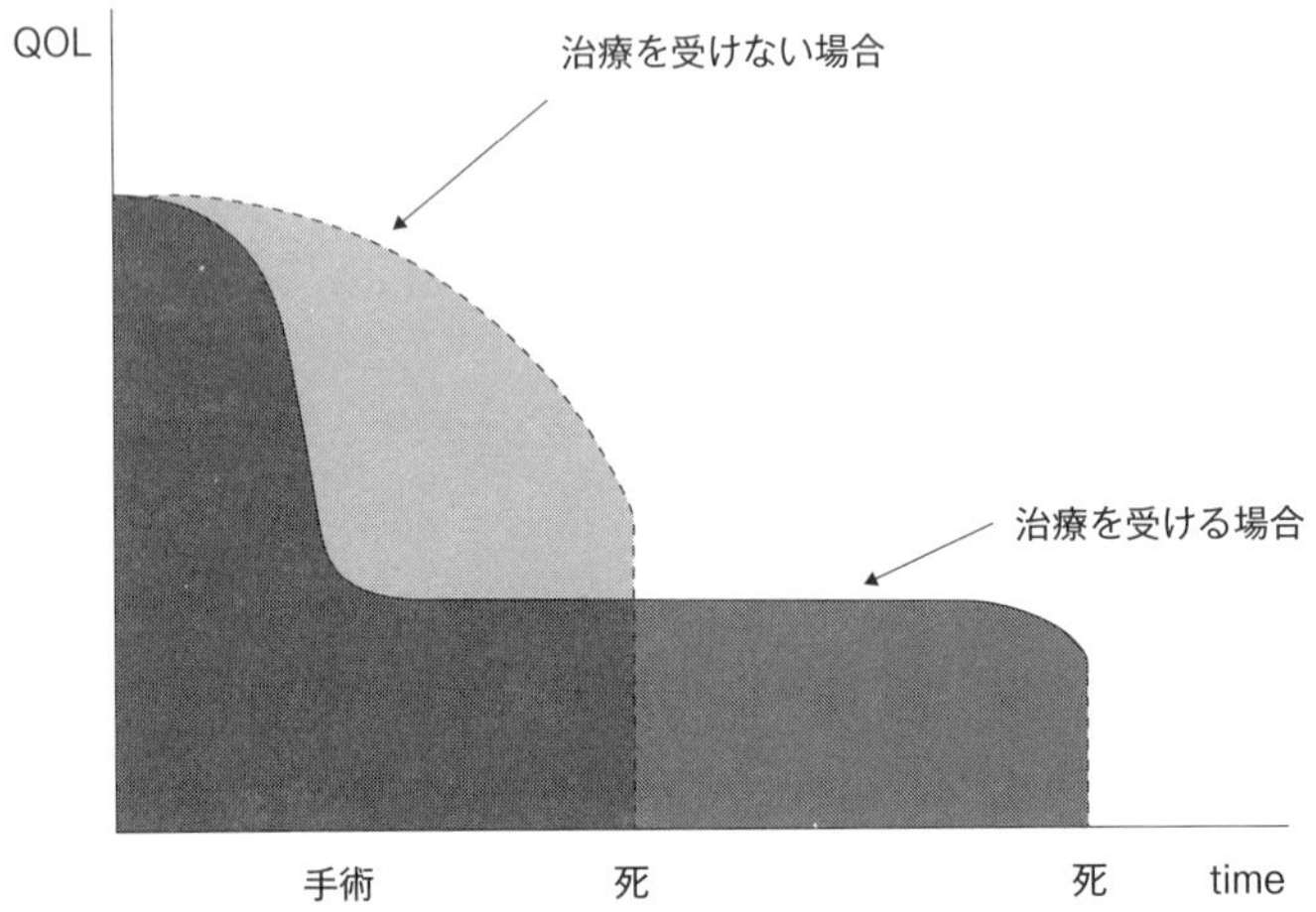
QOL
治療を受けない場合
治療を受ける場合
手術
死
死
time

図1－2

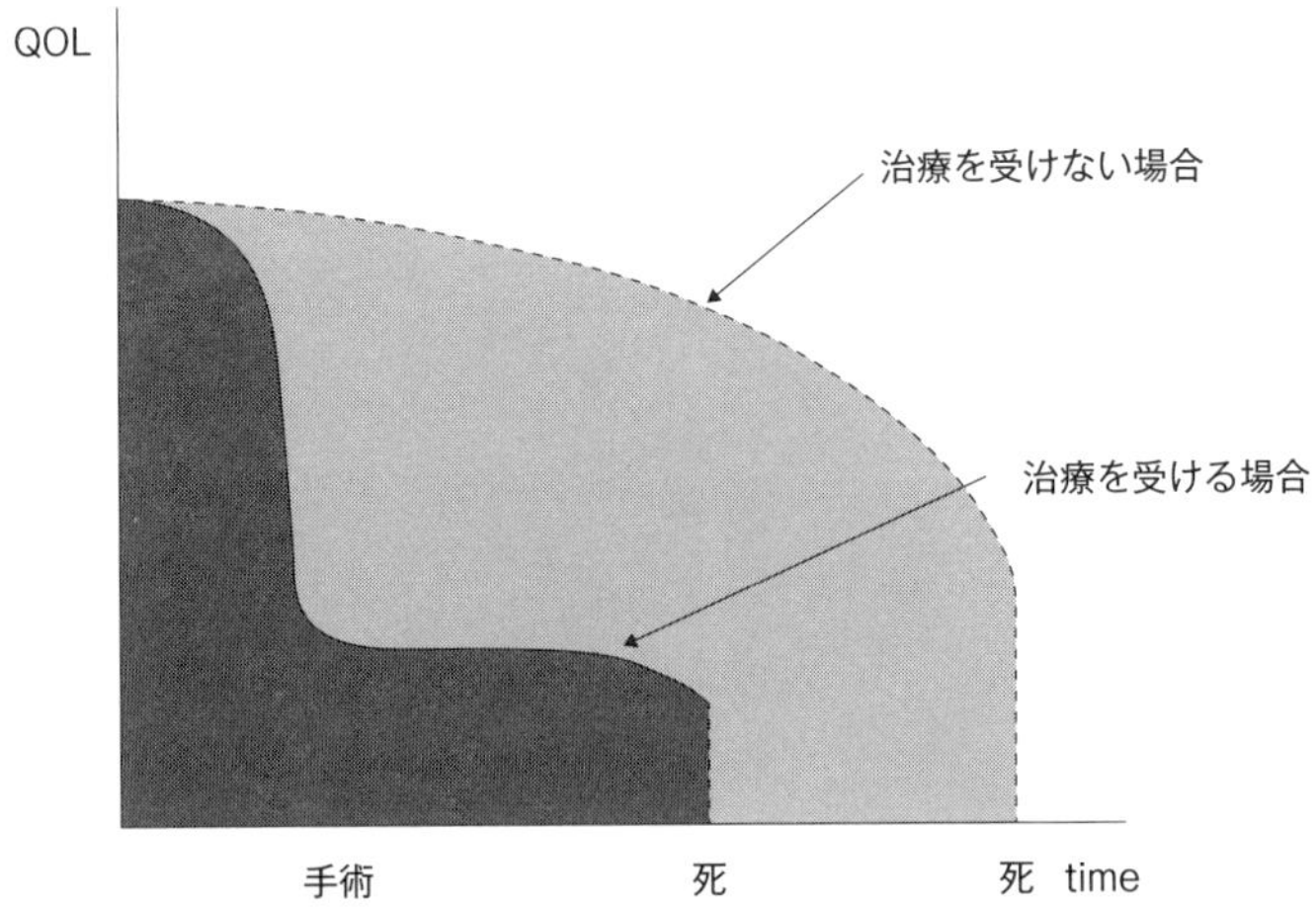
QOL
治療を受けない場合
治療を受ける場合
手術
死
死
time

図1－3

ついて検討する中で、ＱＯＬに関する具体論的な考察も行うことにしたい。

なおここで、医師がＳＯＬやＱＯＬについてどのような見方をとるものであるか、瞥見しておくことにしたい。現場の医師は、ＱＯＬよりもＳＯＬのほうをずっと重視する傾向が強い。先にも見たように、山崎章郎医師は若い頃、先輩医師が患者の生命をわずかでも延ばそうとして躍起になる姿勢を見て、感動を覚えている。こうした様子を見る体験を通して、医師の世界ではＳＯＬを強く追求する姿勢が引き継がれてゆくのだと思われる。ところが山崎は、あるときＥ・キューブラー＝ロスの『死ぬ瞬間』を読み、患者の望むことが医者の思うこととはまったく違うことを知って、「体中の血液が逆流するのではないか」と思うほどの衝撃を受けたという。[7] 本書でも後で見ることになるが、キューブラー＝ロスのこの書は、病気で死を迎えなければならない人の心理状態がどのようなものか、またそれがどのように推移するかを明らかにしたものである。今日では医療関係者の間で広く読まれているようであるが、山崎がはじめて読んだ一九八三年には、その内容はまだあまり知られていなかったようである。

「最期を迎えようとする患者には、鎮痛剤よりも好きなぶどう酒を飲ませてあげるほうがよい」とか、「輸血よりも家庭のスープのほうがはるかにうれしいものだ」といったことは、われわれ患者にとっては、むしろまったく自明なことであるが、当時の山崎にとっては非常に驚くべき内容であったという。それまで山崎にとっては、一分一秒でも患者の生命を長らえるように努力することが終末期医療の常識だったのである。

医師の頭の中では、ＳＯＬという医療の原則が何といっても重要なこととして意識されており、医師はＱＯＬにまで気持ちがまわらない傾向がある。この点で、医師の考えと患者の感じ方との間には食い違いが生じることが多いようである。本書でも徐々に見てゆくが、治療の現場においては、患者が感じる苦痛を医師が十分に理解しないように思われることが多い。ＳＯＬに気持が傾くため、患者のＱＯＬを正しくとらえることができないと推測される。医師には姿勢の改善が求められるし、また患者のほうでも、医師のこのような感じ方をあらかじめ知っておくことが必要となるであろう。

## 三　エンハンスメント

これまで見られたことで、一点もう一度確認しておきたいことがある。それは、医療が公共的に行われる営みであること、それゆえそれが、誰にとっても苦痛に感じられる症状を除くことを課題とするということである。医療は個人的欲求や主観的価値に応じるものであってはならない。ＱＯＬについて考察したところ、われわれは、医療の役割がこのような控えめなものであることを確かめることになった。このことに関わることとして「エンハンスメント」の問題があるので、ここで検討することにしたい。

「エンハンスメント」とは、人間のもつ能力や性質を、医学的・生物学的な技術を用いて改良・増強することを意味する。よく知られているものとしては、スポーツの世界で話題となるドーピングがある。いまさら解説するまでもなく、薬物によって筋肉を発達させるなどして運動能力を増強し、オリンピック等の競技会でよい成績をおさめようとすることである。このような行為が不自然で不正なものを感じさせるため禁止されており、行われることがないように厳しく監視されていることは言うまでもない。

エンハンスメントは、スポーツの世界だけではなく、それ以外の世界でも行われようとしている現実がある。人間の記憶力を増強する薬物を、アメリカのあるバイオ産業会社が実際に開発しようとしている(8)。規制を設けなければ、受験生が争って求めることになるであろう。また遺伝子操作の技術に頼って、親が自分の望むような子（例えば高身長の子）を得ようとする傾向が、アメリカではすでに見られるという(9)。

これらの行為に対する批判としてよく見られるのは、安全性と公平性が損なわれるという指摘である。ドーピングに使われる薬物は、同時に選手の健康を損なう作用を及ぼすために、使用が禁止される。また、偶然その薬物を入手する機会のあった選手がよい成績を収めることができるというのでは、競争の前提となるはずの公平性が失われてしまう。

ただ、エンハンスメントの問題について十分に考えるためには、このことを指摘するだけでは足りない。安全性と公平性が確保されれば、エンハンスメントは不正ではないということになるだろうか。筋力を増強させるような薬物に健康を害する作用がなく、またそれを入手する機会が誰にでも保証されていれば、ドーピングを禁じる必要はなくなるのだろうか。この場合でも何か奇妙で不自然なものが残り続けるのではないか。

エンハンスメントには、安全性と公平性に関わる以前に、もっと根本的な問題があるのであり、それを明らかにするのでなければ、エンハンスメントについて十分に考えたことにならない。そしてそれは、われわれが先に見た医療の控えめな目的に関係することである。ここでは、この根本的な問題について考えたものとして、M・サンデルの議論を援用することにしたい。

サンデルによれば、エンハンスメントが不正となる真の理由は、それによって、本来評価されるはずのことと別のことが評価の対象となってしまうところにある。本来評価されるのは、人間に生来備わった素質や才能と、それを開拓する努力といったことであるはずなのに、エンハンスメントが行われてしまうと、それとは違って増強技術の善し悪しが評価の対象となってしまう(10)。人間の中には、走るのが速い人もいれば遅い人もいる。速く走れる人の中で誰がその能力を最も備えているか、また、誰がその能力の開花に成功したかといったことをわれわれは知りたいと思って、競技会の成績を注視するのに、その成績が薬物の効果によるものだと分かれば、われわれが幻滅するのは当然である。

エンハンスメントがわれわれに感じさせる不自然さや不誠実さは、突きつめれば、科学技術を不当に介入させて、本来見られるべき事柄を台無しにしてしまうところにあると言えよう。エンハンスメントは、人間のもつ天性の能力や人間が払う本来の努力をそのまま見ようとはせず、それを最初から異なるものへと人為的に変えてしまい、本来評価されるはずの事柄を消失させてしまう。報酬や名声を得ようという目的がそれに絡んでいれば、なおさら非難の対象となるのは当然であろう。サンデルはこのような科学技術の不当な適用を「プロメテウス的な熱望の現われ」と呼んで批判し、科学技術が関わる以前にはじめから存在する事象へ立ち帰るべきことを主張する。(11) このことをサンデルは、「生の被贈与性（giftedness of life）」を尊重することと表現している。

〔エンハンスメントの問題は〕人間本性も含めた自然を作り直し、われわれの用途に役立て、われわれの欲求を満たしたいという、プロメテウス的な熱望の現われとなっていることにある。問題となるのは機械論への漂着ではなく、支配への衝動である。そして、支配への衝動が見失っており、破壊すらしかねないのは、人間らしい能力や達成に備わっている被贈与的性格への理解である。

生の被贈与性（giftedness of life）を承認するということは、われわれが自らの才能や能力の発達・行使のためにどれほど労力を払ったとしても、それらは完全にはわれわれ自身のおこないに由来もしていなければ、完全にわれわれ自身のものですらないということを承認することである。(12)

エンハンスメントが不自然で不正な行為であることを確かめるとき、われわれは、それぞれの人間がもつ才能や能力を、かなりの程度まで生まれつきのものと見なし、それゆえ、個人間の差異をはじめから当然存在するものとして受け容れなければならないという見解に行き着く。エンハンスメントは、人間が様々に異なっていることを認めるのとは逆の方向を行こうとするものであり、その点でも「生の被贈与性」を破壊するような行為にほかならない。もしも安全なエンハンスメントの技術が確立し進歩して、誰もがそれを享受できるということになれば、どの人もかなり高い能力を備えることになり、仕事の達成度や質に関しても個体差が小さくなるという利点はあるかもしれない。だが、似たような人間のみから成り立っている社会というものは、やはり何とも不気味で不自然なものを感じさせるであろうし、分業の成り立ちにくい不便なものにもなろう。人間が一人ひとり異なって、社会が多様な人々からなっているという本来の自然の状態に、エンハンスメントは逆行するものにほかならない。

このような不自然な方向に沿って、膨大な手間暇とエネルギーを費やして医療技術やバイオ技術を発達させようとしても、人々の同意はとうてい得られないであろう。その前に医療技術は、重篤な病気や症状に苦しむ人を救うために進歩しなければならないはずだからである。競技に勝つ人間を作るという目的のために、医療が時間とエネルギーを浪費する余裕はないはずである。

われわれはここで、先に見た医療の控えめな目的を思い出さなければならない。痛みや吐き気、身体のだるさといった、日常生活を送るうえで支障となる問題、誰が見てももっともだと思うような苦痛を取り除くために、医療は実施されなければならない。普通の生活を送るために必要な要素が欠けている場合に、それを回復させるために医療は存在するのであって、それを超え出るような医療を構想するべきではない。エンハンスメントとは、医療技術やバイオ技術を、本来それに許される範囲を超え出て適用しようとすることなのである。これといって問題のない人間をさらに改良しようとするような行為に走るとき、医療は誤ったものとなる。

もっとも、どこからがエンハンスメントに該当するか、境界を定めるのが難しいという問題は残る。サンデルは、シューズなどの用具を改良して選手がより速く走れるようにすることはエンハンスメントに当たらないと言う(13)。走りやすいシューズを開発して、走行中の小石や路面の凸凹による影響を排除しようとすることは、生来の走る能力を十分に発露させようとすることであって、薬物等によって能力そのものを人為的に増強することとは異なるというわけである。

ただ、それでもまだ問題は残るであろう。けがを早く治すためにステロイド剤を使用することはどこまで制限されるべきなのか、疲労からの回復を早めるために薬物やサプリメント等に頼るのはどこまで認められるか、成長ホルモンの分泌不足のために低身長に悩む子どもにホルモンを投与することは、本当に許されないことなのかなど、難しい問題はかなりたくさんあると思われる。

本書は、これらの問題を逐一取り上げて解答を与えようとするものではない。ただ言えることは、このような問題について考えようとする場合には、医療が公共の営みであることを思い出さなければならないということである。先にも述べたように、医療は個々人が独立して行うことではなく、社会の中で公共的に行われる営みであるから、公共的に承認されうる仕方で実施されねばならない。したがって、どのような行為が「生の被贈与性」を侵害するか、あるいはどの程度ならば許されるかといったことについても、最終的には公共的な判断が下されなければならない。これらに関する基準は、開かれた討論の中で審議に付され、公共の手続きに従って合意を形成することによって決められなければならないのである。このようにして決定された基準に従って医療者は、自らの控えめな任務をたえず自覚し、エンハンスメントに加担しないように自らを制御しなければならない。

ただ、たとえこのことが納得されたとしても、多くの人はエンハンスメントへの強い誘惑をなお感じるであろう。われわれの多くはどうしてエンハンスメントを望むのかについて、ここで考えておきたい。

それは詳述するまでもなく、人間の間で競争があるからである。競争に打ち勝ち、勝者として残ることができる人は、大きな栄誉と富を授かることができる。これによって得られる恵まれた生活を多くの人が望むのは当然のことであろう。「生の被贈与性」を尊重し、生来の素質や才能が一人ひとり違ったものであることをそのまま受け容れるべきだというわれわれの主張は、このような現実に適合しないものに見えるかもしれない。

このような批判に対しては、現実が勝者と敗者とに分かれるような単純なものではないことを指摘したい。高い身体能力に恵まれてプロスポーツで華々しい活躍ができる選手も、競技ができる時間は非常に限られている。わずかな例外を除けば、ほとんどの選手は三〇歳代前半までに競技生活を終えて、それ以後はその才能を活かせない仕事について生活しなければならない。高い能力を備えていれば人生のすべてが約束されるわけではないのである。

また知的能力が高いというような場合でも、そこにはかなり多様性があって、単純に一括りにできるものではない。単純にＩＱが高ければどんな仕事でもできるといったことは、実際にはない。勉強が得意で医者になることのできた人が、手術は上手でないといった話は山ほどある。実務家として手腕の高い人は、多くの場合、芸術的創作や哲学的思索には向いていないのではないか。知的能力には多様な種類があるのであり、単純に高い知的能力を云々しても、実は意味がないのである。

また逆に、特に高い能力を備えていなくても、きちんとした職業に就いて立派な仕事をすることは十分に可能である。人間の社会が成り立ってゆくためには、非常に多種多様な職業が存在することが必要であり、それらはすべて不可欠で貴重なものである。あらためて考えてみれば、実際の職業の多くは、これといった特別な才能を必要としないものではないだろうか。そして、特別な能力を必要としないということは、その職業が価値のないものだとかつまらないものだといったことを意味するわけではない。どの職業も社会が必要とするからこそ成り立っているのであり、それに従事する人は、欠くことのできない重要な役割を果たすからである。エンハンスメントによって能力を増強して特別な成功をおさめなくても、社会への貴重な貢献を果たして、掛け替えのない存在になることはできるのである。

ただこのように述べても、われわれの主張はきれいごとにすぎないという批判もありえよう。ごく一部かもしれないが、高い素質や才能を備えている人が、ほかの人が望めないような特別な職業や立場に就いて、恵まれた生活を享受できるという現実はやはりあると思われる。特別な能力を必要とするような職業は報酬が大きく、逆に特に人を選ばないような性格の仕事は給料も低いということは、遺憾ながら現実のことであろう。「生の被贈与性」を尊重して、偶然に生まれ備わった素質や才能をそのまま受け容れるべきだとするわれわれの主張は、このような現実を見ないものだという批判が生じるかもしれない。

これに対してわれわれは、それは社会制度の問題だと答えたい。右のような理不尽な現実は、たしかに社会の中に様々に存在する。「正義」をめぐる議論などでよく言われるように、たまたま裕福な家庭に生まれた人は、高い教育を受ける機会に恵まれるため、特別な資格を必要とするような職業に就くチャンスも増えて、裕福な生活を期待することができる。逆に、たまたま貧しい家に生まれてしまった人には、何らかの措置がとられない限り、同じ道ははじめから閉ざされてしまう。裕福な家庭に生まれたかどうかといった、自分では選びようのない条件によって、このように大きな格差が生じてしまう場合には、それを是正するための政策が実施されなければならない。

偶然に備わった素質や才能によって境遇が大きく左右されるという問題も、これと同様のものである。どのような職業も社会が必要とする貴重なものであるのだから、特別な素質や才能を必要とする職業とそれ以外の職業との間で、得られる賃金に大きな格差が出ることに対しては、何らかの施策がとられなければならない。格差を完全に無くすことは不可能であっても、できる限りの対策を立てなければならない。

なお、安全なエンハンスメントを機会均等的に認めればよいという主張は、この格差を無くすものにはならない。エンハンスメントが平等に行われれば、どの人も能力を同様程度に増強することになるだけで、能力差が解消されるわけではなく、競争は残り続けることになるからである。偶然に備わった素質や才能によって境遇が大きく左右されるという問題には、エンハンスメントを認めることによってではなく、社会制度を改良することによって答えなければならないのである。

むしろ「生の被贈与性」を尊重して、生まれつきの性質に個人間の差があることを認めることで成り立っている社会制度があるとサンデルは言う(14)。それは健康保険制度である。人間の中には、生まれつき健康の度合いが高く病気になりにくい人もいれば、逆に病気がちの人もいる。どの人も等しく保険金を払ってプールする仕組みがあることによって、健康な人が病弱な人を援助することも可能になる。必要なのは、このように、個人間の差異や不均等を現実のものとして受け容れたうえで、そこから生じる理不尽な格差を相互扶助的な制度によって補正することなのである。

話が大分それてしまったが、ここで本章の本題に立ち返ろう。「QOL」と「エンハンスメント」に関する検討を通してわれわれが確認したことは、医療の目的が控えめなものに限られるということである。今日の医療はできる限り高いQOLを維持することを課題とするが、それは患者の個人的欲求や願望を満たすということではない。QOLということで意味される医療の課題は、誰が望んでも当然だと思われるような、通常の生活を可能にするということである。

もちろん今日でも、医療は生命を救って維持することを最重要の任務としているが、かつてとは違って、今日では同時に高いQOLを保つことが要請されている。このことはより具体的には、何といってもがん治療の場面で問題となる。次章ではそれについて検討することにしたい。

# 第二章　がん治療をめぐる問題

第一章でわれわれは、「ＳＯＬ」と「ＱＯＬ」という医療の基礎的概念について検討した。医療において高いＱＯＬが目指されることは言うまでもないが、ではどのような場合にＱＯＬが高いと言えるか、具体的に述べようとすると存外に難しい。第一章でもこの課題に取り組んで、ある程度まで述べるには至ったが、医療の実際のあり方を踏まえた実質的な検討はなされておらず、考察はまだ不十分なものにとどまっている。

本章では、治療行為の具体的なあり様を踏まえ、実例に即した検討を行うことによって、この問題についてさらに考えてゆくことにしたい。本章で取り上げたいのは、がん治療をめぐる問題である。無数にある病気の中で、がんを特別に取り上げようとするのは正道でないように思われるかもしれない。また、医学の専門的知識をもたない者ががんについて論じるのは、適切でないという印象も与えるであろう。だがそれにもかかわらず、がん治療について検討することは可能であるし、またぜひとも必要なことである。その理由としては、次のような諸点を挙げることができる。

①いま日本では、半数以上の人が何らかのがんを経験し、三人に一人ががんで死亡している現実がある。がんはほかのどれよりも多くの人に関わる病気にほかならない。終末期医療について考えようと思えば、が

んについて考えないですませることはできないはずである。

②それゆえ「ＱＯＬ」が問題になるのは、何といってもがん治療に関してである。これから次第に見てゆくことになるが、がん治療は患者の心身に甚大な負担を強いる。しかも、多くの場合にがんは治癒せず、患者が味わう苦痛は結果的に無駄になってしまう。医療において患者のＱＯＬが軽視されることはないかという危惧は、何といってもがん治療に関して生じているのである。

③がん治療に関しては方法が一つに限られないケースが多く、医師の言うことに単純に従うべきではないという事情がある。とりわけＱＯＬは、第一章でも見たように、医師にとって重要な関心事にはなりにくい。何も考えずに医師の指示や提案に従うと、手術で意味なく臓器を切除されるなどして、その後の生活が著しく不自由なものになりかねない。がん治療に関しては、患者が情報を収集して複数の治療法を比較検討し、医師と相談しながら自分で治療法を選択することがぜひとも必要になる。がんについては、どのような治療を受けてゆくのか、患者が主体的に判断を下してゆかなければならないのであり、それゆえ素人は治療法について口をつぐむべきだということにはならない。

本書は医学書ではないから、がんに関する科学的知見を問題にすることはない。以下に見てゆくことになるのは、主として患者と医師との関係に関することである。そして、そこで問題となるのは、主として言葉をめぐる事柄である。がん治療には、言葉に関することが様々に問題になるという特徴がある。

## 一　がん治療におけるＱＯＬの問題

手術、化学療法（抗がん剤治療）、放射線治療という標準的がん治療は、身体的にも精神的にも患者に大きな負担や苦痛を強いるものであり、ＱＯＬを大きく低下させる。その具体的なあり様をまず見ておかなければならない。

よく知られているものとしては、化学療法（抗がん剤治療）が与える苦痛を挙げることができる。いまさら言うまでもなく、抗がん剤の副作用からくる苦痛は途方もなく大きいものである。それはがん細胞だけではなく正常な細胞をも死滅させるため、患者は治療のあいだ大変なだるさを味わい、強い吐き気にも襲われるため、日常の活動はまったくできなくなる。またよく知られているように、毛髪をはじめ体毛はすべて抜け落ちてしまうため、人前に出ることがはばかられることにもなる。このことから来る精神的苦痛も大変に大きいものである（第一章で見たように、精神状態はＱＯＬの高さを決定する事項の一つである）。

化学療法でがんが治る場合もあり、この場合には大きな苦痛に耐える甲斐もある。だが、多くの治らないがんの場合にも抗がん剤が投与されており、多くの患者が人生の最後の時間を甚大な苦痛を味わいながら過ごしている。このような奇妙な現実ががん治療にはつきまとう。治らないにもかかわらず、なぜ抗がん剤治療が行われるのか、不思議なところであるが、理由としては、何も治療をしないでいるのが現実の気持ちとして非常に難しいことと、抗がん剤に腫瘍を縮小させる効果があるため、医師としては成果があるように感じられることを挙げてよいと思われる。

また、手術が身体に与えるダメージも非常に大きい。手術はもっともよく実施されているがん治療であろうが、臓器や部位をまるごと切除することは、その後の患者の生活を不自由なものにして、ＱＯＬを著しく低下させる。

よく知られているように、手術で胃を切除すると、患者はその後少量ずつしか食べることができなくなるため、非常に痩せ細ってしまって、日常の活動が思うようにできなくなってしまう。また舌がんの治療のために舌を全摘してしまったら、患者のその後の生活にどれほど甚大な不都合と苦痛がつきまとうであろうか。もちろん食事をするのに大きな苦労をするであろうし、話すことができなくなるために人と交流することもできなくなってしまう。この場合にも放射線治療などの手段を検討して、ＱＯＬをもっと高くする途を探るべきであろう。

また、乳がんの手術にも痛ましいものがある。乳房をまるごと失ってしまうことは、女性の患者にとってどれほど大きな心の痛手になるであろうか。これはＱＯＬの高さに間違いなく関わる事柄である。にもかかわらず、医師にとっては重要な事案になりにくい。多くの医師は男性であるのが現実であろうが、男性の医師にはこのようなことはまったく小さなことにしか感じられないのではないか。乳がんに関しては、腫瘍とその周辺だけを切除した後に放射線を当て、乳房を温存する方法を選んでも再発率は変わらないことが明らかになっている。それにもかかわらず、日本ではいまでも乳房を全摘する手術が行われることが多いようである。医師が多くを説明せずに手術をなかば強要するような話を聞くこともある。がん治療に関しては、患者のＱＯＬをできるかぎり高く保つという課題が、まだまだ十分に追求されていないと言うことができよう。

また乳がん以外にも、食道がん、前立腺がん、膀胱がんなどについて、放射線を主体とする治療でも成績が変わらないのに、日本ではまだ手術に偏る傾向が見られるという。なぜ手術偏重が変わらないのか、素人には判断がつかない。鎌田實医師が述べているところによれば、日本ではかつて多かった胃がんの標準治療として手術が実施されていたため、その傾向が残っていることが考えられるという。また、日本人の潔癖な性格が災いして、がんを切除してすっきりさせる治療が好まれる傾向があるのではないかとも言う。(1) さらに推測するに、「標準治療」として認められて普及すると、医師としてはそれ以外の治療法をとることが難しいという事情もあるのではないか。標準治療とは異なる治療をして問題が起こってしまったような場合、患者に訴訟を起こされたときに裁判で負けることにもなりやすいであろう。

また別の理由としては、手術などの治療技術そのものに医師の関心が集中してしまって、その後の患者が迎える悩みや苦痛のことにまで医師の気持ちがまわりにくいということが考えられよう。帯津良一医師は若い頃、医療技術の著しい進歩を実感しながら外科医の仕事に邁進していたが、この進歩にもかかわらず多くの患者ががんを再発させて戻ってくるのを見て、次第に疑問がふくらんでいったという(2)。まして今日では、患者の身体に小さな穴だけを開けて内視鏡下で手術する技術や、ロボットを用いる精巧な手術が可能になっている。医師の関心はますます技術革新のほうに偏ってしまって、患者の状態から離れて行ってしまっていることが危惧される。だが言うまでもなく、患者にとって重要なのは治療技術そのものではなく、病気が治ること、よい状態で生きていけることのほうなのである。

がんに関しては、病院の医師の方針に単純に従うことはできないということを、われわれは知らなければならない。病院における標準的がん治療は、患者のＱＯＬに正しく配慮するものになっているとは言えない。自分にがんが見つかったときどのように対処するか、医師の判断にまかせてしまうのではなく、治癒がどれほど見込めるか、どのような治療にどのような副作用があるか、後にどのような不都合が生じるかなどをよく知り、医師とよく話し合ったうえで、どう対処するか、最終的には自分で決断を下さなければならない。そのためには、患者も素人なりにがんに関する知識を得てゆくように心がけなければならないであろう。

## 二　がんの多種多様性

がんに関しては難しいことや悩ましいことが、ほかにも山ほどある。がんとはどのような現象であるか、またそれにどう対処するべきか、引き続き考えることにしよう。ここで重点的に参照したいと思うのは、慶応義塾大学付属病院放射線科医師であった近藤誠の主張である。近藤の議論は、現行のがん治療の非常に多くを無意味として否定する内容のもので、極端にも見えるものである。近藤の説が正しいのか否かについては、医学の素人にはもちろん判定がつかない。

ただ、それでも近藤の主張を重視したいと思うのは、ほかの医師と違って、近藤には患者のＱＯＬを最優先に配慮しようとする姿勢が見られるからである。近藤はここ数年著作活動を非常に活発化させており、二〇年来の主張を繰り返している。近年の近藤の著書を読んであらためて感じさせられるのは、がん治療に顕著な進歩が見られないことである。近藤のかつての主著『患者よ、がんと闘うな』が書店のベストセラー・コーナーを賑わしたのは、一九九六―九七年のことであった。その後、私としては時間の余裕がなかったこともあって、がんに関して新しい本を読まないまま一〇余年を過ごしてしまったが、私が知らない間にがん治療に何らかの進歩もあったのではないかと密かに期待していた。ところが、近年の近藤の主張は『患者よ、がんと闘うな』におけるそれと基本的な点においてほとんど変化がない。がん治療がこれほどまでに変らないものであることを知って、私としては驚きを新たにしている。

やはり、がんは格別に悩ましい病気であり、これほど科学技術が進歩しても治癒させることが難しいものなのである。ほかの病気に比べて、がんについては治療成績の向上率が著しく低い。正常な細胞が遺伝子に損傷を被って性質を激変させ、急速な分裂を野放図に繰り返して増加する結果、石のように堅い塊ができるのが「がん（癌）」という現象である。このようにして生じるがん細胞には正常細胞と共通する要素が非常に多いため、がんのみに狙いを定める治療が非常に難しい。また、がんはこのように最初から自分の身体に属す性格のものであるため、免疫の働きも対応しにくい。がんは自分の身体の一部だとも言えるのである。

このことと同時に驚いたことは、がん治療に関して奇妙な点がこれだけ指摘されてきたにもかかわらず、それに応じた変化が見られないことである。がん治療は基本的なあり方として以前と変っていない。特に残念に感じられるのは、治る見込みがないのに手術等の強力な治療が行われて、患者が意味もなく甚大な苦痛を強いられるケースや、むしろ余命が縮んだと考えられるケースがまだ多いことである。

がんに関しては、多くの患者が途方もない苦痛を味わった末に死を迎えねばならないということが、何といっても問題である。どうしてこうなってしまうのか。これについては先にも少し述べたが、もう一度あらためて考えてみよう。最大の要因は、がんという病気が単純な理解を許さないところにあると思われる。がんを単純にとらえることはできないということについて、ここで述べることにしたい。

がんはまず原発部に小さな塊をつくり、そこから徐々に成長してゆくと考えるのが常識的な見方であろう。がんは次第に周囲に広がってゆき、その後、離れた臓器にも遠隔転移してゆくように普通イメージされていよう。それゆえ「早期発見・早期治療」が重要だとよく言われる。だが、早い段階で発見して手術したにもかかわらず、その後再発や転移が見つかって、結局助からなかったという話はよく聞かれる。がんについては、常識的な理解や対処法が単純に正しいとは言えないという問題がある。この問題から考えてみよう。

この問題に解答を与えることのできそうな理論を近藤が提示しているので、ここで見ておくことにしたい。それは「がんもどき理論」と呼ばれるものである。近藤によれば、一般に「がん」と見られているものは「本物のがん」と「がんもどき」とに分かれる。区別の指標は転移の有無である。「本物のがん」は、原発巣の発生からほとんど時間をおかずに他臓器にも転移し拡大してゆく。転移して広がってゆく場合には、がんに追いついて除きる方法がないため、治らない。それに対して「がんもどき」は転移しない。それは「がんに似て、がんにあらざる病変」であり、顕微鏡で見ても「本物のがん」と区別がつかないが、転移しないという点で「本物のがん」とは決定的に異なる、と近藤は言う(3)。そして、それは放置しても問題はないという。

そして近藤によれば、今日手術等で治ったとされている「がん」は、すべて「がんもどき」であり、「本物のがん」はいかにしても治らないという。例えば乳がんに関する統計を検討してみると、早期発見・早期治療する件数は年々増加しているにもかかわらず、乳がんによる死亡率はほとんど変わっていないという(4)。したがって、早期発見・早期治療されたのは実は「がんもどき」であり、放置しておいても構わないものであったことになる。これは、通常のがん治療をすべて無効と見なす、衝撃的な説である。

「がんもどき理論」を突きつめれば、がんを治そうとする試みは一切必要ないという、極めて単純な結論に行き着く。発見されたがんが「本物のがん」である場合には、それを治療する方法はない。治らないのに強力な治療を受ければ、患者は意味もなく苦痛を味わうだけであるから、放置したままのほうがよい。他方「がんもどき」の場合には、放置しておいても命とりにはならないのであるから、これまた何ら治療を施す必要はない。いずれの場合であっても、がんに対処する必要はないということになる(5)。また早期発見・早期治療も無意味であるから、検査も必要ない。とにかく何もしなくてよいことになる。実際に近藤は近年、がんを治療せずに様子を見る「がん放置療法」を提唱しているが、これはまさに「がんもどき理論」が行き着く帰結にほかならない。

これは常識とは正反対の見方をとる説であり、「本当だろうか」と思うのが大方の反応であろう。私としては、この理論では説明できないケースも多いのではないかと推測している。芸能人として活躍した絵門ゆう子は、初期の乳がんが見つかって医師に手術をすすめられたが、病院に対する不信感から治療を拒んだ経験を著書に記している。民間療法に走ったためにがんは広く転移してしまい、絵門は死を迎えなければならなくなっている。複数の医師が「手術で治る」と言っていたケースである。(6)「がんもどき理論」では説明がつきにくいケースではないだろうか。「がんもどき理論」によれば、手術で治るとされるがんは「がんもどき」であり、手術しなくても広がらないはずである。

私の印象では、近藤の主張は、食道がん、前立腺がん、舌がん等に関しては教えるところが多く、非常に有効であるが、肺がんや胃がんなどの多数派のがんについてはやや説得力を欠いている。例えば胃がんについては、手術で胃を切除すれば、たしかに近藤が警告するように、その後の生活で患者は大きな支障を味わうことになる。だが胃がんに関しては、胃の切除に替る対処法がなく、手術しないとすれば放置する以外にない。その結果、がんが広がらずにすんだ場合には、「がんもどき」だったと納得して喜ぶことができるだろう。

だが、放置したために胃がんが広がってしまった場合、「本物のがん」だったから仕方がなかったと割り切ることはできるだろうか。「本物のがん」であれば、早めに切除しても助からないと言い切れるだろうか。また、「がんもどき」が「本物のがん」に変化することは本当にないのだろうか。実際に自分の胃にがんが発見されたとき、割り切って放置することは患者の気持ちとしてかなり難しいのではないか。早めに手術すれば、「本物のがん」でも広がるのを阻止することができると考えるのが常識であるし、実際に多くの医師はそう考えている。先の絵門のケースと同様に、胃がんについても、早めに手術すれば治るケースで、放置すれば手遅れになってしまうこともあることは、容易に想像されるところである。胃がんのようなよくあるがんについて、近藤の言う通りにすることはやはり大変に危ういのではないかと危惧される。

同様の見方に立って、近藤にはしばしば強い批判が向けられる。近藤の著書の影響を受けてがん治療をはじめから放棄してしまうため、治るがんが治らなくなってしまう患者がいるというのである。(7)このような患者の中には、がんがかなり進行してから耐えきれなくなって病院に駆け込んでくる人も多いという。診た医師は「もっと早く来ていれば手が打てたのに」と残念がるという。雑誌などにも同種の近藤批判はしばしば掲載される。多数派のがんに関しては近藤の理論は当てはまらないことが多いため、悪影響も広がっているのではないかと推測される。

比較のために、別の医師の見解も参照しておくことにしよう。東京大学付属病院放射線科医師の中川恵一は、常識に一致する見方を提示している。すなわち、早期のがんが徐々に大きくなって進行がんに変わり、その後に離れた場所にも転移してゆくと中川は述べている。(8)また中川は、発見可能な大きさになった後に、がんは速度を大きく上げて成長するとも述べている。(9)中川の説に従えば、がんは発見され次第すぐに治療すべきだということになる。また、発見されるのが早ければ早いほどよいということにもなる。したがって中川によれば、最も重要ながん対策は、検診を定期的に受けて早期に発見し、早期に治療することである。また中川は、「早期がんであれば九割以上完治(10)」するとまで述べている。

このように専門医の間でも意見は大きく対立する。近藤に言わせれば、完治したとされる「九割のがん」とは、放置しておいても害のなかった「がんもどき」だったということになろう。ただ、治療した早期がんがもし放置されていたらどうなっていたかは、どうしても仮定の話になってしまうため検証しようがない。「がんもどき理論」が本当に正しいかどうかを確かめることは原理的に不可能であり、医学研究者でない者がこの問題に関してさらに検討を行うことはできない。

ともかく言えることは、がんという病気は、専門の医師のあいだでもこれほどまでに見解が異なるものだということである。そのため、がんが発見された場合にどのように対処するのがよいかは、簡単には決まらない。先にも述べたように、医師の言うままに治療を受けてしまうと、患者は不本意に甚大な苦痛を味わったり、その後の生活が著しく不自由なものになってしまう恐れがある。それゆえ患者の側では、自分にがんが見つかった場合、最初の医師に単純に従うのではなく、複数の医師の意見を聞かなければならないということを心得ておかなければならない。このことを表すものとして、今日「セカンド・オピニオン」という言葉が知られている。

この話に移る前に、もう一人医師の見解を参照しておくことにしたい。次に見るのは、日赤医療センターの外科医であった竹中文良が述べているところである。竹中はときに驚くほど正直に本心を打ち明けてくれるため、その著書からは貴重な情報が得られる。竹中によれば、甲状腺がんの世界的権威である某医師が、次のように打ち明けたことがあるという。

甲状腺に小さなしこりを見つけて、がんと診断する。それを二週間ほど観察しているとおおよその予後は見当がつく。その二週間で急に大きくなるものならば、どんな治療をしてもまずダメだろう。逆に、あまり変化のないがんはきちんと手術すれば助かる。外科医も年をとると過激なことを言い始めると思われるかもしれないが、最近、私は外科医が自分で治したと思っているがんは、もともと治るがんを治しているだけで、ダメながんはどんなに医者が頑張ってもダメではないか、そんな気がしている……。(11)

「がんもどき理論」に正確に合致する、興味深い話である。医師が「がんもどき理論」を唱えたくなるような経験をすることが分かる。ただ、先ほどから述べているように、「がんもどき理論」は検証しようがないため、仮説にしかなりえない。この打ち明け話を聞いた竹中も、「がんもどき理論」を提唱していない（竹中は近藤の主張も踏まえたうえでがんを論じている）。

「がんもどき理論」をわれわれは修正しながら受け止めなければならない。竹中は「がんには個性がある」(12)という言い方をしており、このほうががんの現実をより適切に言い当てているように思われる。がんとは単純に捉えられないもので、そのつど性格の異なる、大変に多種多様なものであることを表している言葉である。例えば同じ胃がんでも、患者が一〇〇人いれば一〇〇種類の異なるがんが発生したと考えなければならない。最初からすばやく転移する性格のもので、治療しても無駄に終わる場合もあろうし、おとなしくて進行の遅いものもあろう。また、分かりにくくて判定が難しい場合もあるであろう。

がんはこのように多種多様なものであるため、治療法や対処法もそのつど異なるものになる。このことをよく知るために、竹中が膵臓がんについて述べていることを見ておこう。膵臓がんは治すことの難しいがんの筆頭格で、無駄な治療を控えるべきだと考えられる代表例である。ところが竹中は、膵臓がんを手術で治したことがあると述べている。(13)

竹中によれば、膵臓がんでもおとなしいタイプのものは手術で治る場合があるという。では、その判断はどのようにして下されるのであろうか。竹中は、当該の膵臓がんの手術を決断したとき「さまざまな腹部レントゲン写真を検討して、治療可能ながんだと直感した(14)」と述べている。「直感」に基づいて判断するというのは一見乱暴に思えるかもしれないが、確かにそれしかないであろう。「直感」といっても、正確には、様々なデータや経験に基づいた総合的な判断のことである。熟練の医師が「おとなしいタイプのがんだ」、「手術すべきだ」と判断したら、やはりその判断は尊重しなければならない。

がんに正しく対処するために重要なのは、このような総合的判断を下すことである。そのためには、複数の医師の意見を聞いたうえで、患者が自らのＱＯＬを考慮しながら判断に関わってゆくことが必要になる。

## 三　がん治療における言葉の問題

先に言及した「セカンド・オピニオン」という概念について見てゆくことにしよう。このことをはじめとして、がん対処においては、医学的な知見よりもむしろ言葉に関する事柄が重要になることが多い。次にそれらを項目立てながら見てゆくことにしたい。

### (1) セカンド・オピニオン

これまで見たところから自ずと導き出されるのが、「セカンド・オピニオン」という考え方である。見られてきたように、がんにどう対処するかは、医師によって意見がかなり分かれる。したがって必要になるのは、別の医師の意見も訊いてみるということである。内科医と外科医とでは、がんに対する見方がかなり異なるというし、放射線科医になるとさらにまた違うであろう。

患者は自ら情報を得ながら何人もの医師に意見を訊いて、どのように対処するか、最終的には自分で決定しなければならない。この点では患者がこれまでよりも自立することが求められる。

判断力を備えた者が、本人のためになるという理由で、無知な者に代わって決定を下してあげる父権的行為を「パターナリズム」と言う。がんに関しては、パターナリズムが重要になる局面は他の病気よりもずっと少ない。むしろ医師の言うことに安易に従えば、後で大きな後悔を味わうことにもなる。したがって、治療の有効性とともにそのマイナス面について、医師から十分に説明を受け、理解し納得したうえで治療を受けるのでなければならない（インフォームド・コンセント）。

化学療法（抗がん剤治療）の副作用が過酷であることには先にも触れたが、ある医師は、この副作用が以前と比べて非常に小さくなったことを強調し、昔ほど恐れる必要がないことを印象づけようとしている。[15] だが、これとほぼ同じ時期に抗がん剤治療を受けた人の体験記を読むと、副作用による苦痛は患者からすればまだとてつもなく大きいことが分かる。[16] このように、ＱＯＬに関して医師が述べる楽観的な説明をそのまま信用することは到底できない。一人の医師の言うことにそのまま従うのではなく、複数の医師に意見を求め、よくよく考えたうえで患者が自分で対処法を決定することが、ぜひとも必要なことである。

## （2）告　知

右記の事柄には、すでに前提されている条件がある。それは、がんであるという真実を患者本人が知っているという条件である。真実を知らせることは大きなショックを与えるから、隠しながら治療するほうがよいようにも思えるであろう。実際にかつては事実を本人に知らせず、家族や身内にだけ伝えるのが常識になっていた。だが、このことは非常に多くの不都合を生じさせることが明らかになっており、今日では逆に、本人にありのままの真実を知らせることが医療関係者の間では常識になっている。告知が必要である理由をここで見ておくことにしよう。

①治療法・対処法を患者自身が決定しなければならないとなると、患者が自分の病気のことを知らなければならないのは当然である。ましてがん治療には、ほかの病気の場合と比較にならないほど厳しいものがある。本当のことを知らされないまま患者が厳しい治療に耐えることはできない。患者に真実を知らせたうえでなければ、医師と患者が協力してがんに対処することはできない。

②本人に代わって家族や身内にだけ知らせるという方針は間違っている。どこかの国に「他人の痛みは百年

我慢できる」という諺があるという。がん治療から来る苦痛がどれほどのものであるかは、患者本人にしか分からない。家族や身内でも本人に代わって苦痛を感じ、がんにどのように対処するかを判断することはできない。むしろ家族が「できる限りのことをして欲しい」と望むばかりに、患者本人にとっては不要で理不尽な治療が行われてしまうことにもなる。

③今日のようにがんに関する情報が氾濫している状況下では、隠し通すのは実際には無理である。告知されていない場合でも患者の九割は気づくという統計もある(17)。薄々気づいているのに告げられないと患者はかなりいらつき、疑心暗鬼の中で憎しみや怒りをふくらませてゆくという。またその上に治療の苦痛まで加わると、患者は精神的に錯乱し、患者が関係者や家族、身内等に「本当のことを言え」と強く迫ることにもなる。

④このような状況になっても真実を隠し続けようとすれば、関係者が感じる精神的負担は、想像されるよりもはるかに大きいという。関係者は患者の前でうっかり本当のことを口にしないように絶えず用心していなければならない。医師や看護師は患者との接触をつい避けてしまい、最小限の対応だけしてそそくさと立ち去ってしまうという。また家族や身内の者は、陰で涙にくれながらも本人の前では笑顔をつくっていなければならなくなる。このような歪んだ形態の交流は、維持することができたとしても心労が絶えないし、そもそも維持することが難しいであろう。現実にはどこかでほころびが出てしまうようである。

これらの理由から、がんであるという事実を患者本人に知らせることは、避けて通れないことである。特に治る可能性が見込まれるがんの場合、真実を知らせることが無条件に必要になることは、詳述するまでもないであろう(問題は治らないがんの場合であるが、それについては次章であらためて考えることにしたい。なお結論から言えば、この場合にも告知は必要である)。

さて、このような事情を知ったとき、がん告知を喜ばしいものと見なして、晴れやかな気分で告知を実践する医師もいるかもしれない。だが、事はそう単純ではないのであり、そこにこそ問題があると言わねばならない。がん告知が大きなショックを患者に与えることには変わりがないし、その大きさは想像をはるかに上回るものだからである。先にも確かめたように、患者の心理状態はＱＯＬの高さを決める明確な条件にほかならない。医療においては、ＱＯＬを顕著に低下させる行為が、避けて通ることのできない要件になるという現実がある。

ただこのことは、医療における言葉の暴力の問題として扱うほうが、話が見やすくなると思われるので、次にこの問題を見てゆく中で告知についても検討することにしたい。

## (3) 医療における言葉の暴力の問題

がんを体験した人の記録を読むと、がん告知が患者の気持ちに与える衝撃は、「ショック」という言葉では到底言い表せないほど大きいことが分かる。そのときの心の状態は、ショックを受けるというよりも、衝撃で頭が真っ白になって何も考えることができなくなると言うほうが当たっているようである。文筆家の江國滋は、自分の食道がんをはじめて知らされたときの気持ちを次のように記している。

あっという間にがん患者になって、信じられない思い。

……（中略）……

ショックというより、一種の脱落感で、全身の力が抜けてゆくのがわかる。

……（中略）……

頭の中が、まっ白で、どんな句を書いてよいか思い浮かばない。

仕事のことを中心に、考えなくてはならないことが、山ほど押し寄せてくるのだが、実際は考えられず放心状態が続く。[18]

これ以上ないほど重大なことが唐突に知らされるとき、人はそれを現実のこととして受けとめることができず、また頭が働かなくなるようである。

朝日新聞記者の上野創は、精巣がんとその肺転移を患って手術と抗がん剤治療を受けている。上野は、がんをはじめて告げられたときの心境を「診察室から出る自分を、上の方から見下ろしているような錯覚を覚えた。自分に起きている出来事とはとても受け止められていない男が、途方に暮れている。つらい、悲しいといった感情はなく、ただ混乱していた」[19]と描写している。本当に衝撃的なことがあったとき人は、その事実を直視できず、そこから本能的に目を逸らせて距離をとろうとするのではないか。上野が語っている心の状態は、他者の視点から自分のことを見ようとする姿勢の表われであるように思われる。

また上野は、この時のことを後に振り返って、「がんという言葉の響きは凶暴だ」[20]と述べている。患者が記した体験記等を読むと、言葉によって患者が被る精神的ダメージが、他人に計り知ることのできないほど大きいことが分かる。体験記等では、患者が言葉の暴力によって悩まされる事情が非常に頻繁に記されており、患者にとってはこの問題が治療と同等以上に重要であることが分かる。なかなかテーマになりにくいことであるが、医療における言葉の暴力の問題は、医療倫理の問題としてぜひとも検討されねばならないものである。

「インフォームド・コンセント」についてもほとんど同じ問題を指摘することができるので、ここで見ておくことにしたい。「インフォームド・コンセント」とは、先にも触れたように、治療を実施する前に、病気の内容や治療方法、それに伴う危険や留意事項などについて、医師が患者にきちんとした説明を行い、患者が理解・納得することを意味する。それはもちろん良心的なことであるが、単純に結構なものだとも言えない。「インフォームド・コンセント」はがん告知と同様、患者に辛い現実を突きつけ、患者の気持ちに甚大なダメージを与えるからである。江國は手術に先だって、病院から渡された小冊子を読んで、大変に気を滅入らせている。その内容は次のようなものであった。

▼我が国では、一年間に約九千人の方が食道がんにかかっています。男性では六番目に多いがんですが、胃がんに比べると十分の一ぐらいの発生率です。…（中略）…

▼食道がんにかかる方は、咽頭や口、喉頭などにもがんができやすい。

▼がんが食道の壁を貫いて外に出て、まわりの肺や背骨、大動脈を圧迫するようになると、胸の奥や背中に痛みを感じるようになります。

「手術」の項目（書き写す気にならない。おそろしいことが淡々と書かれている――江國）。

「再発」……食道がんの再発のほとんどは、リンパ腺と肺、肝臓などの臓器や、骨への転移です。

▼どのような治療をしても、再発したがんが治る可能性は非常に少ないと考えねばなりません。再発した場合には、およそ半年ぐらいの余命と考えられます。がんの進行が早ければ三ヶ月以内のこともあります。

▼特に食道がんの治療は複雑で分かりにくいものです。

▼食道がんの治療は決して楽なものではありません。患者さんが治療を乗り切るためには、家族の方の協力と援助が必要です。(21)

気が滅入るのも当然の内容であろう。病気とその治療に関する知識や情報を患者があらかじめ得ることはもちろん重要で不可欠なことではあるが、それを単純に喜ばしいことと見なすことはできない。インフォームド・コンセントが患者には大きな衝撃にもなることを、ここでわれわれはよく知らねばならない。主治医からじっくりと説明を受けたときの感想を江國は「安心すると同時に、その五倍ぐらい不安を感じる」[22]と書きとめている。

またインフォームド・コンセントには、低い可能性の危険を患者にあらかじめ知らせるべきか否かという悩ましい問題がつきまとう。上野は、精巣がんの肺転移を治療するために、当時（一九九八年）まだ新しかった「超大量化学療法」と呼ばれる治療を施されたが、その際「これまで二十人に実施したところ、肺炎で一人が亡くなった」という説明を受けている。[23]「超大量化学療法」とは、通常の三倍もの量の抗がん剤を投与して、がん細胞を一気呵成に死滅させようとする治療法である。もちろん副作用も甚大だが、最新の医療技術を駆使してそれを最小限に抑えながら、抗がん剤を目一杯に効かせてがん細胞をたたこうとするわけである。

上野は「これまで二十人のうち一人が死亡した」「死亡率五パーセント」という数値を聞いて、それをどう受けとめるべきか、気持ちの収め方がわからずに大きな困惑を覚えている。「二十人に一人」「五パーセント」という数字は、何とも悩ましいものを感じさせる。可能性としては低いようにも感じられるが、患者にしてみれば自分がこの五パーセントに入るようにも感じられて、かなり不安になるであろう。五パーセントの可能性で起きる危険は、たしかに患者に事前に知らされるべき情報である。ただこのことが知らされても、患者がほかの治療法を探すことは現実には非常に難しい。結果、患者には不安ばかりが残される。インフォームド・コンセントは、時に患者に非常に大きな精神的負荷を強いるものなのである。

これ以外にも上野は、医師の言葉のもつ暴力的効果によって頻繁に打ちのめされている。記されている話をもう少し見てみることにしよう。超大量化学療法という過酷きわまりない治療をどうにか乗り切った直後に、上野は医師から言われた言葉によって絶望的な精神状態に陥らされている。重度の鬱状態となり、自殺を思い浮かべるまでに至っている。

五月半ば、いよいよ外泊が許された前日、事件は起きた。

定期回診のとき教授が、「大変でしたね。でもまだ終わりではありませんよ」とにっこり笑って言ったのだ。

「え？　じゃあ退院は」

「もうひと踏ん張りでしょう。次の治療も頑張ってくださいね」

この一言が、希望の光を完全に踏みつぶし、なんとか保っていた僕の精神の均衡を壊してしまった。

「また、あの治療が待っている」

吐き気とだるさ、高熱の記憶はまだ生々しい。あらゆる悲惨な感触がまざまざとよみがえってきた。(24)

「次の治療」という言葉が「もう一度超大量化学療法を行うこと」を意味すると考えたのは上野の誤解であった。それが検査のための内視鏡手術を意味していたことは翌日明らかになった。だが誤解が解けた後に次のようなやり取りが行われた結果、上野の鬱状態は回復するどころか、さらに悪化してしまう。


主治医から詳しい説明があった。

「腫瘍マーカーは正常になりましたが、CTの画像を見ると残っている影が二つほどあります。超大量化学療法の前と後で、大きさが変わっていません」


…（中略）…


この影は生きているがん細胞ではないかもしれない。ともかく、内視鏡手術で採ってみて検査をする。手術は外科に頼むので二、三週間先になるかもしれない……。

「もし生き残ったがん細胞だったら、違う抗がん剤の治療をするか、残っている上野さんの幹細胞を解凍してもう一度、超大量化学療法をやります」と主治医ははっきり言った。

僕にとっては絶望的な言葉だった[25]。

主治医の言葉は上野を奈落の底に突き落としている。ここまで大きな気分の落ち込みは、ＱＯＬの低下を間違いなく意味する。真実を述べる医師の言葉がＱＯＬを低下させてしまうというのは、医療にまつわる何とも逆説的な現象で、非常に悩ましい問題だと言わねばならない。

次に江國が書きとめていることを見ておこう。江國もまた、医師の言葉で患者の心が非常に強いダメージを受けてしまうことを、非常に頻繁に訴えている。食道がんを患った江國は、食道と胃を全摘し、小腸の入り口をのどの下まで引っぱり上げて接合するという難手術を受けている。初回の手術だけでは接合部が癒合せず、飲んだ水がそこから漏れ出るといった問題が生じたため、手術後にも小手術的な処置を何度も受けなければならなかった。次に引用するのは、小さな処置に江國が激痛を覚えたのに対して、主治医のＷ医師がかけた言葉である。

「ここは痛くないはずだ、痛くないですよね[26]」
「あなたは、そういうタイプ〔痛みを感じやすい性格の人〕なんだ[27]」

ところがこの直後には、看護師と次のようなやりとりが交わされる。

「えくにさんは、痛みに強い人なんですねえ」
「とんでもない、人一倍痛がりやなんだよ」
「そうですかァ、でもよくガマンしておられます[28]」

「痛くないはずだ」というのはＷ医師の本心ではないであろう。この言葉は、患者に暗示をかけると同時に、処置を手早くすまして苦痛を感じる時間を短くするための方便だと思われる。また、一人の患者にかかりきりにならないという目的もあるかもしれない。だが、言われるほうの患者にしてみれば、投げやりに扱われているようで非常に辛い言葉である。

またこれ以外にも、W医師が電話で（江國とは別の）患者を凄まじい剣幕で叱責するのを江國は目撃している。江國とともに「患者というものは、全神経を耳にして、医師の片言隻句に一喜一憂するものなのだから、もうすこし言葉に親切であってほしいと思う[29]」と言いたくなる。

言葉の暴力の問題は、対処するのが非常に難しい問題である。このW医師が問題のある医師なのかと言えば、そうは言えないであろう。江國の記録によれば、W医師はかなりまめに江國を訪れており、むしろ大変に熱心な医師である。W医師が表わす態度や言葉のかけ方は多くの経験に基づくものであり、正しい場合もあると考えられる。患者にあわせて医師が迷いや躊躇を見せるようなことがあれば、患者の不安がさらに大きくなることもあろう。また、言葉が時に無神経にすぎることも確かであるが、医師もまた感情をもった人間であることを思えば、医師に完全さを要求するのは現実には難しい。また医師の仕事が大変な激務であること、多くの患者を抱えて多忙であり、絶えず大きなストレスにさらされていることなども、われわれは斟酌しなければならない。

ただ同時にまた、江國をはじめとする患者が立腹するのも当然のことである。これもまた江國の記録からよく分かることであるが、入院治療中の患者は心身にたえず大きな負担やストレスを感じており、その大きさは他人の予想をはるかに上回るものである。そのため、患者はごくささいなことに怒ったりいらついたりする。入院治療中の江國は、ほとんどいつも怒りに満たされた心理状態にあった。このような状態に置かれた患者にしてみれば、医師の無神経な言葉は刃物のように心に突き刺さる。患者が時に医師を許せない気持ちになることも当然のことであろう。

言葉の暴力の問題を医師がもっと自覚するようになることが望まれる。ただ、そうだとしても問題が全面的に解決することはありえないと言わざるをえない。再三述べてきたように、がん告知もインフォームド・コンセントも、医療において無しですますことのできないことであり、そこでいくら言葉に工夫しても、辛い現実を患者に突きつけるのを避けることはできないからである。医師がもっと言葉の技術に長じることを要請し続け、日本の医療がもっと優しいものになることを呼びかけてゆくことは必要であろう。だが、それでもやはり言葉の暴力の問題は、対処するのが非常に難しいものだと言わざるをえない。

がん治療において、患者が言葉によって甚大な精神的ダメージを被ること、それが肉体的な苦痛に劣らないほど大きいといったことは、なかなか考えが及ばないようなことであろう。この問題はこれまで正面からテーマにされることがほとんどなかったが、ＱＯＬの高さに顕著に関わるものである以上、医療における最重要の問題の一つにほかならない。この大変に悩ましい問題に関してわれわれは何ができるか、次章で終末期医療について考える中で引き続き検討してゆくことにしたい。

# 第三章　死を迎えること

第二章ではがん治療について、治る場合も含めて検討した。ただ、がんについては何といっても治らない場合が問題である。転移や再発が見つかるケースでは、ほとんどの場合にがんは治らず、患者は死を迎える以外にない。この場合どうしたらよいのか、残された時間をどのように過ごすかといったことは、基本的に医学が関わるのとは別の問題であるが、一般の者にとってはこのような問題のほうがはるかに重要であろう。

死を迎える以外にないことが分かれば、本人はもちろん、家族や身内も凄絶な精神状態に陥るのを避けることができない。本当にどうにもならないのか、何か手はないのか、どうにもならないとして、残された時間をどのように生きるのがよいのか、等々の問いが脳裡に次々に生じ、それに対する答えも見つかりようがなく、悶々と苦悩せざるをえなくなる。それに、仮にがんが治ったとしても、人間がいつか死ななければならないことに変わりはない。いつか必ず死んでしまうのに、それでも生きるということはどういうことなのか、人間が生きるということは結局のところ何なのかといった、あまりにも根本的な問いに行き当たる人も多いであろう。がんは単に医療の問題であるだけでなく、このような哲学的な問題をもわれわれに突きつける。がんは人間の生そのものに関わる特別な病にほかならないのである。

このようなことについて少しでも考えるために、本章ではまず告知の問題について再度検討することにしたい。

治るがんの場合には、事実をありのままに知らせるという方針だけですむであろうが、治らない場合にも本当のことを言うのがよいかとあらためて訊かれれば、迷いを感じるのが普通であろう。この問題から見て行くことにしたい。

## 一　告知の問題

結論から言うことにすれば、治らない場合でも、がんである事実を本人に知らせなければならない。

治る見込みのないがん患者に事実を知らせることは、たしかに辛い。それは死刑宣告と変わらない。本人はどれだけ大きなショックを受けるか、余人には計り知ることができない。だが、だからといって告知を避けることはできない。むしろ逆に、もう治る見込みがないからこそ知らせなければならない。もはや長く生きられないのであれば、その限られた時間をどのように過ごすのかは、本人にしか決められないからである。真実を知らせなければ、残された時間を本人が自分の意思に従って生きることができない。このほうがはるかに残酷であろう。

またアンケート調査の結果からも、本人が知ることを希望することは、はっきりしている。日本ホスピス・緩和ケア研究振興財団が二〇〇八年にアンケート調査したところでは、治る見込みがなくても「事実を知りたい」と返答した人が七二・一パーセントいたという(1)。本人にすればありのままの事実を知りたいと思うものであることが分かる。

ただ、真実を告げるという点は変わらないとしても、実際の医療の現場においては、何をどこまでどのように言うかをめぐって、医師の見解は微妙に異なったものになる。どのように異なるのかを、ここで見ておくことにしたい。私が知る限りでは、医師の意見は、大きく言って次の三つのタイプに分かれるように思われる。

### (1) すべてを知らせる

告知を広く推進してゆかなければならないという主張をしてきた代表的な医師としては、笹子三津留（元国立がんセンター中央病院外科医長、現在兵庫医科大学教授）が知られている。笹子は自分でも親をがんで亡くした経験を経ている。当時は本当のことを本人に告げないのが常識であったが、このことがいかに大きな不都合を生じさせるか、身をもって体験している。本人に真実を知らせなければならないという信念に貫かれている笹子の主張は、明快で曖昧なところがない。いかなる場合でも真実を告げ、今後見込まれる病状の進展や対処法（緩和・延命治療）に関する情報をすべて開示して、患者の同意を得ながら対処しなければならないと笹子は言う。様々な選択肢を示し、それぞれのメリットもリスクもともに説明して、患者の選択に任せるということである。治療しないという選択をすることもあるという(2)。

### (2) ケース・バイ・ケース

医師の中には、笹子のように単純な話にはならないと考える者もいる。先にも名前が出た竹中文良がその一人である。病状や対処法について、何でも患者に事細かに説明すればよいわけではないと竹中は言う。竹中によれば、患者には「あまり露骨に伝えてくれなくてもいい。そっとしておいてほしい」という感情があり、「先生がいちばんよろしいと思われる方法で、お任せします」と言う患者も多いという。このような場合には、対処法について事細かに説明することは、かえって患者の不安や迷いばかりを増幅させる結果になりかねない。例えば放射線を照射する場合、「ラド」や「グレイ」のような素人の知らない単位名を挙げて説明しようとしても、患者の理解は追いつかず、むしろ患者の心労を増やしてしまうことがある(3)。

むしろ医師が主導して対処法を勧めるケースも多いと竹中は言う。竹中の考えでは、すべてを患者に説明して、いつでも患者の選択・決定にまかせるということにはならず、どのように対処法を決定するかは、そのつどケース・バイ・ケースのことになる。

## （3）余命以外を知らせる

近藤誠はほかの医師に先駆けて告知の必要性を力説してきた一人である。近藤の考えも基本的にはすべてを患者に知らせるということであるが、例外的に一つだけ知らせないことがあるという。それは、残された時間の長さ（余命）である。

がんが治らない場合、あとどれくらい生きられるかは患者が最も関心をもつことであるが、それを正確に予測することは現実には非常に難しいという。これには、先に見たがんの多様性が関係している。がんは大変に多種多様でそのつど異なったものであるため、ある人のあるときのがんが以後どのような経過を辿るのかを正確に予測することは、現実には非常に難しいのである。「あと数カ月」と言われてから数年たつがまだ生きているといった話は、実際よく耳にする。それゆえ近藤は、余命だけは知らせず、今現在と近未来を精一杯生きることに専心するように助言するという。

ですから私は、「あと数ヶ月かもしれないが、十年生きられるかもしれない。確実なことは、今日は生きているし、明日も生きているということでしょう。何かやり残したことがあれば、毎日精一杯こなしていくしかないのではないでしょうか」と伝えるようにしています。(4)

以上の三つの立場は、どれも説得力をもっているように思われる。ただ私としては、どの立場もその通りに実行することは難しく、状況に応じながら三つの立場をうまく調和させることが必要だと考える。

余命を知らせるか否かという問題から考えてみよう。実際の余命を正確に予測するのが難しいという現実を知ることは重要であるが、あとどれくらい生きられるかということは、患者が最も知りたいことの一つであり、医師がこれについて何も言わないことも不自然で不当なことではないだろうか。すべてを知らせる立場をとっている笹子がこの点をどのように考えているかを見てみよう。笹子は患者に余命を知らせるとき、次のように伝えるという。

大変きびしい話になりますが、

「治る確率は一〜二パーセントあまり、余命は早い場合は数か月のこともありますが、一〜二年のことが多くなかには三年の人もいるかもしれません」

などと伝えます。ただし、

「実際には、個々の症例で予後を正確に予測することは難しいことが多く、ほんとは神様しかわからないのだけれども……」

と付け加えております。(5)

余命を予測することが大変に難しいという事情が再確認される。数カ月かもしれないし三年かもしれないというのは、どうにも幅のあることで、曖昧なものである。ただ患者の気持ちを考えれば、大ざっぱな見当でもよいから、推測される余命を知らせるべきであろう。また、はっきりと分かりようがない場合には、そのことを患者にはっきり言わなければならない。「はっきりしない」ということをはっきり知らせなければならないのである。もっともこの点で「すべてを知らせる」という笹子の立場がきれいに成り立つものではないことも、ここで確認されねばならない。がん告知において、曖昧ではっきりしないものが残らないということはありえないのである。

次に、竹中の「ケース・バイ・ケース」という主張についても検討しておこう。この点についても笹子は正反対の立場をとる。医師の説明を遮って「もう結構です、おまかせします」と言う患者は多いが、そこで説明を諦めてしまうと後で患者が後悔することになるという。このような場合には、時期をずらしながら説明を繰り返してゆく必要がある、と笹子は言う(6)。

竹中の主張も笹子のそれも、ともに説得力があるように思われるが、竹中のやり方では時に拙速すぎる場合があることは指摘されうるであろう。患者が捨て鉢な気持ちで「話をしたくない」と言うことも多いであろうが、その場合には、気持ちが落ち着いてきた頃を見計らってあらためて説明をすることが必要になると思われる。患者にとっても、一時的な気持ちの動揺から、残された時間をどう生きるかに関して判断を他人に任せてしまうと、そのことがやがて後悔の種になることも予想されるからである。

このことに関連して、がんに関する告知や説明については、話を一回ですませようと考えてはならず、説明を段階的に積み重ねるやり方をとらなければならないということが言える。第二章で見たように、がんであることをはじめて知らされたとき、患者は気持ちにとてつもなく大きな衝撃を受けて、放心状態に陥る。「ショック」というよりは一種の脱力感に見舞われて、身体に力が入らず、判断力もまったく働かなくなる。このような精神状態にある人は、人が何を話しかけても聞くことができないという。この段階でがんにどのように対処してゆくか、患者と医師が話し合うことはとてもできない。それゆえ話を一度で終わらせようとはせずに、時間を置いたうえで次の説明の機会をもたなければならない。笹子が経験してきたところでは、一〇日から数週間が過ぎると患者は精神状態が大きく変わって、衝撃からかなり立ち直っていることが多いという(7)。

がんに対処するには、このような段階づけが何度か繰り返されなければならない。どこでどのように段階を設けるのがよいかは、医師の経験則に基づいて判断されることになろう。

もっともこのようにすれば、患者がすべてを自己決定できるというわけではない。医学の専門的な知識がなければ判断を下すことができず、医師が主導的に決定する以外にないような局面は、やはり残るように思われる。この場合にも医師は説明を根気よく積み重ね、患者と意見をすり合わせて判断に至るように努めなければならない。そうすることで、患者が後悔することができる限り少なくなるようにすることが肝要である。

## 二　キュアとケア

がんが治らない場合、がんを根治しようとする積極的治療は基本的に甲斐のないものになってしまう。残されているのは、ＱＯＬ向上のための緩和医療のみではないかと思えてくる。それを実践するホスピスという施設も実際に存在する。がんが治らない場合には、よく言われるように「キュア（治療）」から「ケア（看護）」に移行するべきだ、と単純に考えたくなる。

だが竹中が指摘するところでは、事はそう単純ではない。竹中は、ホスピスに移った患者から次のような手紙を受け取ったことがあるという。

なすすべなくただ死を待つということが、こんなに辛いこととは思いませんでした。やっぱり先生のところにいて駄目でもいいから何か治療をしてもらいたかった。(8)

そう簡単に割り切れるものではないことを、われわれは思い知らされる。治る見込みがない場合でも、患者はもう何もしないという気持ちにはならないのである。希望がもてないような場合でもつい治癒を期待するのが、患者の心理である。周囲の者はその気持ちを汲んで、患者が希望する治療は施してあげなければならない。化学療法によって一時的な緩解が得られる場合もあるから、副作用のことも考慮したうえで患者がなお希望するならば応じるべきである。この場合には、無意味に思える治療でも施してあげることが、むしろQＯＬの向上に役立つであろう。

すでに見たように、がんに関しては、治るわけでもないのに苦痛ばかりを与える治療が行われ、場合によっては命も縮めているという現実がある。近藤が訴えてきたのもこの問題である。ただ、この指摘がもっともであるにしても、同時に他方で、治療をあきらめることが実際には非常に難しいということも知らなければならない。治療しないことを薦められれば、患者は見捨てられたようにも感じて、大きな絶望感を味わうことになろう。「治療か看護か」という問題をめぐっても、がんに関しては単純な考え方をとることができないことを、ここで確認しなければならない。

通常の病院の医療に希望がもてなくなったとき、多くの人が期待するものとして代替療法（民間療法）があるので、それについてここで少し述べておくことにしよう。漢方薬、針、灸、気功、丸山ワクチン、野菜スープ、健康食品、サプリメント等々、がんに効くと巷で言われている療法は数多い。本当に効くのかどうか非常に疑わしいが、まったく効かないとも言い切れないところが難しい。

患者の心情を汲めば、代替療法を全面的に控えさせることはできない。日本で指折りの脳外科医として活躍していた岩田隆信（元昭和大学病院神経外科医師）は、自らが治らない脳腫瘍に冒されたとき、様々な代替療法はもとより、霊媒師や超能力者にまで頼ったことを告白している。そして「それは本人の選択ですし、試してみて、ひょっとすると効果があるかもしれないと希望を抱くことはけっして悪いことではないと思うのです[9]」と述べている。

医師ですらこのように感じるということは、知っておかなければならないことであろう。また医師仲間たちは岩田に「西洋医療だけが医療ではない」と助言していたという[10]。専門医でも代替療法を無下には否定しないというのは意外なことであるが、それが現実である。また竹中も、末期がん患者が丸山ワクチンを希望する場合には拒絶しないと言っている[11]し、近藤も、民間療法に対して非常に否定的な見方を取りながらも、患者が望む場合には止めないと言っている[12]。

QOLの観点から見れば、代替療法は有益だと考えられる。少しでもよい方向に向かうかもしれないと思えれば、患者にとってどれだけ心強いか分からない。周囲の者も、この点で力になるように努めるべきであろう。もちろん問題がないわけではない。岩田も指摘しているように、悪徳業者や新興宗教が心の隙に入り込み、法外な額の金銭を巻き上げることがしばしばあるからである[13]。そのようなものが明らかな詐欺行為であることを知らせ、手を引くように説得することもまた、周囲の者の義務である。このような悪質なケースもあることを承知した上で、代替療法を試してみることは、心の支えを与えてQOLの向上に役立つ。極端なことに走らない範囲で代替療法を試してみるのは、むしろ健全なことだと思われる。

代替療法にしても病院での治療にしても、がんが治らない場合には意味がないからもはや考慮に入れなくてもよいということにはならない。単純にキュア（治療）からケア（看護）への移行を図るべきだと言うことはできない。竹中が言うように「ケアを主体として、そこに医療が伴走する必要がある[14]」ということが結論となろう。

## 三　死を迎える心理

がんが治らない場合、遅かれ早かれ死が訪れる。それに向けて準備することは確かに必要になる。だが、一体どうすればよいのであろうか。何をするべきなのだろうか。凛然と悟って死を迎えることができる人はどれくらいいるだろうか。がんが不治であることを知らされたとき、患者本人はもとより、家族をはじめとする周囲の者も、このように答えの見つかりようのない問題に向き合わなければならなくなる。

この難問について考えようとすれば、考察は本章だけでは終わらない。われわれは次の第四章と第五章においてもこの問題について考えることになろう。本章ではまず、死を迎えなければならない人の心理状態とはどのようなものであるかを見ることにしたい。多くの患者に取材してこのことを調査した古典的著作として、キューブラー＝ロスの『死ぬ瞬間』がある。医療関係者の間で今日広く読まれている本である。まずこれに即して、患者の心理状態がどのようなものか、またそれがどのように推移するかを見ることにしたい。キューブラー＝ロスによれば、死を迎える患者の心理は次のような五つの段階を辿るという。よく知られていることではあるが、確認のために要約しておこう。

①否認の段階

ほとんどの患者は、自分が不治の病に侵されているのを知ったとき、まずそれを何とか気持ちの上で否定しようとする。「自分に限ってそんなことがあるわけはない」と考えようとするわけである。例えばレントゲン写真を見せられても、「何かの間違いで、別の人の写真とすりかわったのだ」と考えようとする。だが、このような否認はふつう長くは続かない。否認している一方で、やはり事実が動かし難いことも理解しており、患者の気持ちは両極の間を揺れ動く。こうした過程を経て、患者は徐々に事実を正視するようになる。

②怒りの段階

次に現れるのは怒りの感情である。動かし難い事実をすでに認めてはいるが、今度は「どうして自分が……」という気持ちになるのである。「よりによってどうして自分がこんな目に会うのか。何の役にも立っていない○○氏ではなく、なぜ私なのだ」のように考え、その○○氏が元気に歩いているのを見かければ立腹してしまう。万事がそんな具合で、健康な人が快活に笑っているのを見ればまた腹が立つ、とにかく何かにつけて腹が立つ、といった状態になる。そして、自分に過酷な運命を課した神を憎む。怒りは見当違いにありとあらゆる方向に向けられ、あたりかまわずぶつけられるので、この段階は周囲の者も最も対応が難しいようである。周囲はこの怒りを受け容れることを学ばねばならないが、なかなか難しいこともまた事実である。

### ③取り引きの段階

怒りの段階で神を憎んでいたのとは打って変わって、神に懇願し、神と取り引きをしたいという気持ちになる時期が来る。患者は「少しでも命を延ばしてもらえるならば、神に人生を捧げたい」とか「教会に奉仕したい」と考える。患者は、ほどなく命が絶えることは仕方ないと思っているが、「少しでも長く生きたい」、「そのためだったら神への奉仕を厭わない」という気持ちになるのである。ただそれは長くは続かず、短期間で終わる。

### ④抑鬱の段階

闘病の疲れと病態の悪化に伴って、患者の気分は落ち込んでゆく。抑鬱を引き起こす要因は二つある。一つは、自分がいなくなった後に残される問題に対する危惧である。自分がいなくなってから家族はどうやって生活してゆくのか、自分がしてきた仕事はどうなるのか、誰かが引き継いでくれるのか等々と思い悩むわけである。これに対しては、周囲が然るべく準備していることを伝えて不安を除くようにすれば、抑鬱はとたんに軽減するという。

問題はもう一つの要因である。それは、この世から永遠に別れなければならないことから来る、深い苦悩である。これに関しては、明るい話題を提供して抑鬱を晴らそうとするといったことにはまったく意味がないとキューブラー＝ロスは言う。何に関してであれ、現実をごまかそうとするような話は、白々しくて慰めにならない。それは却って逆効果を与えるだけである。ではどうすればよいのか、については追って述べることにしたい。

### ⑤ 受容の段階

最後に、自分の死期が近づくのを静観する段階が来る。ただ、キューブラー＝ロスによれば、この段階を「幸福な段階と誤認してはならない(15)」。この時期の患者は衰弱もすすんでおり、感情がほとんど欠落した状態になるという。世間の出来事や問題にも無関心になって、一人になりたがることが多い。話もしたがらない。当然のことながら周囲も、通常とは異なる対応をしなければならない。

キューブラー＝ロスの功績は医療関係者の間ですでによく知られており、教えられることは今でも非常に多い。ただ、『死ぬ瞬間』が書かれたのは一九六九年とかなり以前のことであるため、今日の状況にはそのまま当てはまらない点もある。先にそれを明らかにしておきたい。『死ぬ瞬間』を読むと、アメリカでもまだ告知が一般化していなかったり、末期患者に対するモルヒネ使用がためらわれている状況が窺われる。そのため、「受容の段階」にある患者として描かれている人には、衰弱して気力が萎えている者が多い。そして皆一様に激しい痛みを訴えている。

だが今日では状況がかなり変化しており、「受容の段階」にある患者は、キューブラー＝ロスが描いたのとはかなり異なる様子を見せるようである。その最大の要因は、よく効くモルヒネが使用されるようになって、末期がんの痛みを以前よりもずっとよく抑えることができるようになったことであろう。笹子は「現在では痛みの問題はほぼ解消したといってよい(16)」とまで言っており、これについては諸医師の見解がほぼ一致している。

したがって今日では、末期を楽に過ごせるケースが昔より格段に増えており、末期にある患者がすべて息絶え絶えになっているわけではない。末期における死の受容ということを、今日ではキューブラー＝ロスと別様に捉える必要があるであろう。

キューブラー＝ロスが示した五段階の中で「受容の段階」は、時代的な状況に依存する部分が大きいため、ほかの段階と比べて内容が分かりにくい。「受容」の段階と言われるのであるから、患者は自分の死を受け容れる心理状態にあるのかと思って読んでみると、患者の気持ちは決して晴れやかなものではないし、それどころかひどく苦しんでいる。竹中も「キューブラー＝ロス女史の言う『死の受容』という状態が、絶望や無気力とどう違うのか、私にはよくわからない(17)」と言っている。もっともそれは、キューブラー＝ロスの記述が不適切だということよりも、最終末期にある人間の心理が複雑であることから来ているように思われる。

ただこの点を除けば、『死ぬ瞬間』からは今日でも学ぶべき事柄が大変に多い。特に多くのことを教えてくれるのは、近く死に至らざるをえない人に周囲の者はどのように接するべきかについて、キューブラー＝ロスが述べていることである。この問題は、われわれが先に見た言葉の問題に大きく関わっている。この問題を次節で見ることにしたい。

## 四　終末期における言葉の問題

先にも見たように、がんを患っている者にとって、周囲の人の言葉が与える影響は、身体が感じる苦痛に劣らないほど大きい。特に医師が不用意に患者に投げつける言葉は、時に甚大な暴力性を発揮して、患者の心に大きな打撃を与える。『死ぬ瞬間』ではこの問題についてもよく考えられており、キューブラー＝ロスがすでに問題を非常に的確にとらえていたことが分かる。かなり以前に書かれたものであるにもかかわらず、『死ぬ瞬間』は、この点でも問題の核心をとらえることに成功した書であると言うことができる。

重要だと思われる事柄から見て行こう。キューブラー＝ロスは、患者が最後まで何かしら希望を持ち続けるものであることを、事あるごとに強調している。ある日特効薬が開発されて自分がその最初の治験者になるといったことを、患者は心のどこかで期待しているという。このことはどの段階においても見られることであり、しかも本当に最期を迎えるまで変わらないという。「受容の段階」にあって衰弱を極めているような場合でも、よい方向に向かうことを患者が何かしら期待する気持ちは変わらないのである。[18] 医師や家族等、周囲の者は、患者のこの気持ちに沿うことを心がけなければならない。「誰でも最後は死ぬんだよ」とか「仕方ないんだ」と言って医師が患者を説得しようとする話を耳にすることがあるが、このような話を周囲の者はするべきではない。それは患者の気持ちに逆行して患者を大きく落胆させるだけだからである。『死ぬ瞬間』の中では、「世界であなただけがこういう目にあっているわけじゃないんです」という医師の発言が紹介されている。言われた患者は、インタビューの中でキューブラー＝ロスに「あんまりです」「言い方ってものがあるような気がします[19]」と訴えている。周囲の者はこのような言い方を避け、患者の感じている希望に沿うように努めなければならない。

ただ難しいのは、だからといって励ませばよいということにはならないということである。特に「抑鬱の段階」にある患者を「励ましてはいけない」とキューブラー＝ロスは言う。また「『悲しむな』などと絶対に言ってはならない[20]」とも言っている。そもそも治らない病気で死を迎える以外にない人に向かって、悲嘆に暮れるなと言っても無理に決まっているであろう。それに逆行して励まそうとすることは、変えようのない現実から目をそむけてごまかそうとする行為でしかない。厳しい現実に直面して悲しみ落ち込むことはむしろ当然のことで、それは死を迎える準備をするために必要な感情だとキューブラー＝ロスは言う。患者は、たしかに一方では望みを抱いているが、同時に衰弱が進んで心身に力が入らない状態にある。このような状態の人に気力をふりしぼれと呼びかけるのは、何やら場ちがいで乱暴なことなのである。

日本では近年、辛い思いをしている人に「がんばれ」と言ってはならないという指摘がよく行われる。「がんばる」という言葉は、非常に広い意味をもった曖昧なもので、具体的に何をするように言っているのか分からないことが多い。この言葉が日本語では非常に頻繁に、何気なく使われる。死期の近い人に身内が「がんばれ」という言葉をかけている場に、私も実際に居合わせたことがある。だが「がんばれ」という言葉は、「もっと努力しなければならない」「まだ努力が足りない」といった意味あいを持つため、終末期にある人にとっては時に非常に残酷な響きをもってしまう。

鎌田實は青年医師だったころ、患者に「がんばろう」という言葉をかけることを習慣にしていたという。ところがあるとき、四〇歳代の末期がん患者がこの鎌田の言葉に対して、涙を流しながら抗議したという。

きょうまで先生、がんばって、がんばってきました。もうこれ以上がんばれません。(21)

励ますことは、消耗し衰弱した精神状態に逆行して、患者を大きく傷つける。疲労困憊した患者にはふりしぼるような体力も気力も残っておらず、患者はもう力を抜いて静寂にしていたいのである。

では死を迎える人に対しては、一体どのような言葉をかけるのがよいであろうか。死を覚悟して受容することを促してはならず、かといって白々しく励ましてもならないというのであるから、これは非常に難しい問題である。鎌田をはじめとして、医療における言葉の問題について考えている医師も今日いるが、この難しい問題に対して最も適切な解答を与えているのは、またしてもキューブラー＝ロスである。五〇年以上も前にキューブラー＝ロスは次のように言っている。

「私の知識のおよぶ限り、なしうることはすべてやったつもりです。でも今後もあなたができるだけ楽に過ごせるように努力を続けます」――こう言われた患者は一筋の希望を失うことなく、その後も医師を、最後まで苦難をともにしてくれる友人のように思うのである。そうすれば、医師に、たとえ治る見込みがないとみなされたとしても、見放されたとか見捨てられたと思うことがない(22)。

がんが治らない患者に医師がかけるべき言葉は、このようなものでなければならないであろう。それは厳しい現実を知らせながらも見放さず、なおかつ患者の気持ちと同じ方向を向き、患者の気持ちに沿うことのできている言葉である。治すことができなくてもしてあげられることがあることを、医師は知らなければならない。そしてそのことを患者に伝えなければならない。「できる限りよい状態で過ごせるように全力を尽くします」という趣旨のことを、医師はたえず言うようにするべきである。そして家族や身内、友人といった周囲の人たちも、これと同じ方向のことを患者に言うようにしなければならない。「いつでも力になるよ」「できることは何でもするからね」「必要なときはいつでも来るから、遠慮なく連絡して下さい」といった言葉が、周囲の人たちがかけるべき言葉なのである。

そしてこれ以外の点では、言葉はむしろ無力であることをわれわれは知らなければならない。特に抑鬱の段階は、「まったくあるいはほとんど言葉を必要としない(23)」とキューブラー＝ロスは言う。「むしろ、感覚でお互いを理解し合える。髪をなでたりして手を触れればより通じるものがあり、黙っていっしょにいるだけで十分なこともある(24)」とも言う。また受容の段階においては、言葉はさらに無力なものとなり、それどころか余計なものにすらなるという。「患者のほうはもはや話をする気分などではなくなっている(25)」とキューブラー＝ロスは言う。この段階にある患者にとっては、むしろ言葉を発しない無言のコミュニケーションのほうがずっと有益なものとなる。キューブラー＝ロスが強調しているのは、体の動作等を用いた、言葉を伴わないコミュニケーションが重要になるということである。

患者はただ手招きして私たちを呼び、しばらく掛けていてくれと伝える。あるいはただ私たちの手を握り、黙ってそばにいてほしいと頼む。……患者とともに窓の外の鳥のさえずりに耳を傾けるのでもよい。私たちがそばにいるだけで、患者は最後まで近くにいてくれるのだと確信する。……何も言わなくてもかまわないということを患者に知らせるだけでよい。それだけで患者は、もう何も話さなくてもひとりぼっちではないという確信を取り戻す。「やかましく」いろいろな言葉をかけるよりも、患者の手を握ったり、見つめたり、背中に枕を当ててやるほうが多くを語ることもある。(26)

終末期も終盤になるほど言葉が無力になるということを、われわれは知らなければならない。死を近くに控えた患者がいるとき、周囲の者が言葉によってその人の力になれることは非常に少ない。キューブラー＝ロスが述べているところからは、言葉がむしろ余計なものとなること、それよりも黙って近くにいることのほうが患者にとってずっと有益であることが分かる。

なお言葉の問題については、最後にもう一点だけ別のことにも触れておかねばならない。それは、患者が周囲に語る言葉という、これまで見られてきたのとは逆方向の事柄に関することである。この言葉は、これまで見られたのとは逆に、患者に非常に有益で重要な効果を与える。この現象については第五章であらためて論じるが、ここで少しだけ触れておくことにしたい。

それは、患者がこれまでの自分の人生を物語ることによって自分自身を癒すことができるという現象のことである。これを用いた治療は今日「ナラティヴ・セラピー」と呼ばれている。ここでは鎌田が紹介している話を挙げておこう。

子宮がんで末期を迎えていた七七歳の女性患者は、隣に座っていた鎌田を相手に、それまでの自分の人生を物語るようになったという。一七歳で東京大空襲を経験して大変な目にあったこと、クラブで働きはじめて、後に自分のクラブをもつようになったこと、その後夫について信州に引っ越し、子育てをしながら働いたこと……等々。このような物語を何度か繰り返しているうちに、この患者は自分が子宮がんで死を迎えることを納得して受け容れるようになったという(27)。

こうした事実から、周囲の者たちは自分が話すのではなく、聞く側に立たなければならないことが分かる。終末期において必要なことは、周囲の者が患者に話しかけるのではなく、逆に聞き役に徹して患者が話をするように促すことなのである。終末期に関しては、役割を逆転させることが重要であることをここで確認しておきたい。

またもう一つ分かることは、自らの人生を《物語》として生きることができるときに、人間は本当の意味で生きることができるということ、それゆえそのとき自らの死を受け容れることができるということである。《物語》のもつこの役割には、注視するべき重要なものがある。これについては章をあらためて別途に論じることにしたい（第五章）。

# 第四章　生きることの意味

## ――トルストイとフランクル――

本章では医療の問題からかなり離れて、「人生の意味とは何か」「人間はいかにして本当の意味で生きることができるのか」といった問題について考える。生命倫理学に関する書物の中でこのような問題について考えようとすることは、何やらそぐわないような印象を与えるかもしれない。だが、終末期の問題について本気で考えようと思えば、このようなテーマに取り組むことを避けることはできないはずである。自分の死が近くに待ち受けていることを知るとき、人は自分の一生が一体何であったかを、いやが応でも考えるのではないか。また周囲の者も、終末期にある人の気持ちを理解してそれに付き添おうとすれば、このような問題意識を共有しようとしなければならないはずである。

がんについて検討するとき、たえず思わされるのは、がんはやはり特別な病にほかならないということである。がんであることを知るとき、人はまったく唐突に厳しい現実を突きつけられ、場合によっては自分の死と本気で向き合うことを迫られる。多くの人は、がんによってはじめて自分の死を意識させられ、それとともに自分の人生のことを真剣に考え始めるのではないだろうか。

自分がついに最期を迎えることを知るとき、われわれの多くは、残された時間をどう過ごすべきか、自分の人生をどのように締め括ればよいか、これまで生きてきたことは一体何だったのかと自問するであろう。また人生の終わりが非常に呆気なくやってくることを知るとき、多くの人は「人間が生きることには本当に意味があるのか」、「人生はそもそも生きるに値するものなのか」といった問いを発したくなるのではないか。

このような問題について考えるために、本章でははじめに、トルストイが書いた『イワン・イリイチの死』[1]という小説の内容を見ることにしたい。というのも、このよく知られた短編小説は、まさに右のような問題を主題とするものにほかならないからである。そこで描かれているのは、大変なスピード出世を果たした主人公イワン・イリイチが、あるときはしごを踏みはずして脇腹を打つというあまりにもつまらない出来事から病を得、それを克服することができずに四五歳で死を迎える話である。これは実話ではないものの、実在の人物をモデルにしており、トルストイの描写は非常に現実的で説得力のあるものとなっている。

トルストイはこの作品の中で、主人公が最後の最後に救いを得、納得して死を受け容れる話を描いている。病によって挫折したイワン・イリイチの気持ちは、死の直前まで荒れきった状態にあったが、死の間際に自分の家族が涙を流しているのを見たときに一変し、至福に満たされた状態へと至っている。

この最終場面には、人間の生をめぐるトルストイの思想が凝縮されていると言うことができる。これについてはトルストイ自身が後に『生命論』（邦訳では「人生論」と訳されている）[2]の中で自ら解説を与えている。『生命論』は、「人間はいかにして本当の意味で生きることができるか」という問題をめぐるトルストイの晩年の思索を表した論文である。本章の前半でわれわれは、『イワン・イリイチの死』の内容に『生命論』の議論を補完的に突き合わせることによって、人間の生をめぐるトルストイの思想を理解することを試みる。一言だけ予告することにすれば、その中心にくるのは《愛》の思想である。

そして本章の後半では、V・E・フランクルの実存思想を参照しながら、人生の意味に関するわれわれ自身の考えを深めることを試みる。ここでフランクルを取り上げるのは、周知のように彼が、人生の意味について説得的な議論を示すことに成功している数少ない思想家だからである。なおフランクルは『イワン・イリイチの死』にも言及しており、トルストイの思想を検討した形跡が窺える。(3)

ともあれ、『イワン・イリイチの死』の内容を辿ることから始めることにしたい。

## 一　トルストイ『イワン・イリイチの死』

生まれつき出来のよかったイワン・イリイチは、法律学校を優れた成績で卒業したのをはじめ、すべての方面で抜け目なくやり通すことができ、裁判官として同年代の誰よりも早い出世を果たした。もちろん困難にもぶつかったが、すぐれた機知と大胆な行動力によって首尾よく打開することができた。イワン・イリイチは裁判官という誰からも敬意を払われる地位を得、人の運命をも左右しうる特別の立場を手に入れた。もちろんそれは、イワン・イリイチの自尊心を大いに満たすものであった。

イワン・イリイチが追及して獲得したのは、簡単に言えば、やはり世俗的な価値だったと言うことができよう。良家の申し分のない娘と結婚し（もっとも、この結婚は失敗だったと後にイワン・イリイチは考えるようになったが）、昇進と同時に赴任した新天地で豪邸を購入した。そして、それを改修して装飾を施し、召使いを雇って家族を迎え入れた。イワン・イリイチは「彼がこうあるべきだと思う形で(4)」自らの成功を証し立てようとしたのである。

こうして家を改装する過程で、件の事故が起こった。イワン・イリイチは物分かりの悪い職人に、壁紙をどのように貼るべきか手本を示そうとしてはしごに登り、うっかり足を踏みはずして、脇腹を窓枠の取っ手に強くぶつけた。(5)

イワン・イリイチはもちろん痛みを覚えたが、それに特に気をとめることなく、順風満帆な生活を続ける。ところがしばらくするうちに、痛みが次第に強まって耐えがたいものになり、さらに口のなかで妙な味がするという不快な症状も加わる。こらえられなくなったイワン・イリイチは医師の診断を仰いだが、返ってきたは次のような何やら不明瞭な答えであった。

これこれの兆候は、あなたの体にこれこれがあることを示しています。しかしもし検査してそれが見つからなければ、あなたの体にはこれこれがあると想定しなくてはなりません。そして仮にそのように想定するとすれば……(6)

イワン・イリイチの関心はもちろん、自分が危険な状態にあるのかどうか、どのようにして不快な症状が除かれるのかということにあったが、医師はイワン・イリイチの質問には取り合わず、遊走腎と盲腸炎とが考えられ、可能性としてどちらがより有力であるかをもっぱら問題にした。

そして医者はその議論をイワン・イリイチの目の前で見事に解決し、盲腸炎に軍配を上げた。ただしひとつ留保をつけて、尿検査の結果新しい兆候がみいだされることもあるので、その時は再検討しようと言った。……こうして見事に所見を述べると、医者は意気揚々と、ほとんど愉快そうな顔で、眼鏡越しに被告を一瞥したのだった。(7)

患者と医師との間で気持ちがかみ合わないことは、われわれもすでに見てきたことであるが、トルストイもそれと同様の行き違いについて語っているわけである。患者であるイワン・イリイチの関心は何より、病気が治って快適な生活が戻ることにあるが、医師の説明はそれに答えるものにならず、適切な科学的説明を与えることに重点が置かれている。皮肉なことにこれは、イワン・イリイチ自身が被告の前で何回も行ってきたのと類似したことであった。

ある医師が同様の体験をしたことを述べているので、ここで取り上げておこう。熊沢健一医師は、自分の妻がスキルス胃がんを患い、自身が主治医となって最期を看取った経験をしている。熊沢医師はあるとき、抗がん剤治療の大きな効果を確認することがあった。CT撮影で確かめたところ、腫瘍の顕著な縮小が見られたというのである。歓喜して妻にそのことを報告したが、妻には「そんなこと言ったって症状はなんにも変っていないわ。症状も良くならないのに、医者だけ浮かれていたって仕方がないじゃないの」と素気なくあしらわれてしまう(8)。患者にしてみれば、問題はがんの大きさそのものではなく、病気の苦痛、抗がん剤治療の副作用による不快感のほうである。医師の関心は、レントゲンで観察される科学的な所見のほうに向いてしまうが、これは患者の気持ちと大きく食い違う。患者にとっては、科学的な解説よりも快適な日常生活を送ることのほうがはるかに重要なのである。

『イワン・イリイチの死』の内容に戻ろう。医者の診断によってかえっていらだちを強めたイワン・イリイチは、やがて、脇腹の痛みに終日気をとられるようになる。これまですべてを首尾よく達成し、困難を打開してきたイワン・イリイチであるが、このような単純な障碍を乗り越えることができない。得意のカードゲームで大逆転の手を打つ場合を想像しながら、「きっとよくなる」「何とかなる」と自分に言い聞かせ、自分を懸命に励ますが、とたんに強烈な痛みがぶり返して、打ちひしがれた気分へと引き戻される。イワン・イリイチの人生は暗転し、日々の生活は意気軒昂なものから非常に陰鬱なものに変ってゆく。イワン・イリイチの病気は結局診断がつかず、死が近いことだけが明らかになる。

自らの死に本気で向き合ったとき、当然のことながらイワン・イリイチは様々な思いを巡らした。何といってもやりきれないのは、はしごを踏みはずして脇腹を打っただけで死ななければならないという事実の理不尽さである。

イワン・イリイチは無念さを抑えることができない。

さて、これはいったいどういうことだ？　なぜこうなったんだろう？　こんなことはありえないじゃないか。人生がこれほど無意味で、忌まわしいものだったなんて、おかしいじゃないか。それにもしも人生がこれほど忌まわしい、無意味なものだったとしたら、なぜ死なない、しかも苦しんで死ななくてはならないんだ？　なにかがおかしいぞ。(9)

「こんなことがあっていいわけはない」「なぜだ」と内心で何度も問いかけるが、賢明なイワン・イリイチはそれに対する答えがないことにもすぐに気づく。自分がこのようにして死ななければならないことは紛れもない現実であり、それはこれ以上説明のつけようのないことなのである。

それに考えてみれば、人間は誰しも、生まれて以来もっぱら破滅（死）に向かって進んでゆく。少なくとも壮年を過ぎれば、肉体は着実に衰えてゆき、病気や苦痛も増えてゆく。状態がひたすら悪くなる一方のなかで人間は生き続けなければならない。イワン・イリイチはひたすら世間的な価値を追求し、上昇の道筋を辿っているように思っていたが、それは見かけのことにすぎず、実は破滅に向かう下降の道を進んでいたのではないかと考えるようになる。死を間近に控えた苦悶の床にあっても、イワン・イリイチはこの人生に関する最大の難問にとりつかれ、悩み苦しむ。やりきれなさを拭えず、気持ちが荒れきったまま、イワン・イリイチは生涯を閉じるかに見えた。

ところが、死を約三時間後に控えたある瞬間、イワン・イリイチの心境は劇的に変化し、彼は一転して救いを得る。イワン・イリイチは死の恐怖から脱却し、至福の感情に包まれ、納得して死んでゆく。

この変化が生じたのは、自分が苦しむのを息子と妻が見て悲しみ、涙を流す姿を見た瞬間であった。このときイワン・イリイチは、自分が死ねば、家族がいまこのように味わっている悲しみから解放され、その点で自分の死が役立つことに思い至った。やや長くなるが、トルストイの描写を辿っておこう。

このとき彼は察した。散々彼を苦しめて、どうしても体から出てゆこうとしなかったあるものが、にわかに出てゆこうとしている。それも二方向、十方向、いやあらゆる方向から、全部いっぺんに出てゆこうとしているのだ。

妻や子がかわいそうだ。彼らがつらい目にあわないようにしてやらなくては。彼らをこの苦しみから救えば、自分も苦しみをまぬがれる。

「なんと良いことだろう、そしてなんと簡単なことだろう」彼は思った。「だが痛みは？」彼は自問した。「痛みはどこへいった。おい痛みよ、おまえはどこにいる？」

彼は耳をすました。

「ほらここだぞ。だがかまうな、痛みなど放っておけ」

「では、死は？　死はどこだ？」

彼は自分がかねてからなじんできた死の恐怖を探してみたが、見出せなかった。死はどこにある？　死とは何だ？　恐怖はまったくなかった。死がなかったからだ。

死の代わりにひとつの光があった。

「つまりこれだったのだ！」突然彼は声に出して言った。「なんと歓ばしいことか！」(10)

自分の家族を本気で愛することができたとき、死ぬのが怖くなくなり、痛みも感じなくなったという物語をトルストイは描いているのである。『イワン・イリイチの死』は、最終場面でトルストイの筆致が一変することを一つの特徴としている。それまでの現実的で説得力をもった描写と違って、最後に描かれているのはイワン・イリイチの内面の状態である。ときおり叫び声をあげてうなり続けるイワン・イリイチは、外から見れば苦しんでいるようにしか見えないが、それをトルストイは、内面的には満たされた状態として描いている。ここに示されているのはトルストイの想像ないしは推測である。

では、それは単なる憶測にすぎず、現実とは異なるものであろうか。そうではなく、こうしたことは現実にありえることである。山崎章郎医師が紹介している実話をここで見ておこう。次に引用するのは、がんのために四〇歳代で死ななければならなかった男性が、自分の子供たちにあてて遺した手紙の一部である。山崎医師が紹介している、現実に書かれた手紙である。

正直言って自分が近いうちに死ぬかもしれない、ということは少しも怖くなかった。それはほんとうのことだ。(11)

…（中略）…

死ぬかもしれないことが、少しも怖くない理由がいまよくわかった。お父さんがお前たちのことを命も惜しくないほど愛していて、そしてお前たちも同じぐらいお父さんのことを愛してくれているのを感じているからだ。

そうなのだ。死を乗り越えることができるのは勇気でもあきらめでもない、愛なのだ。愛していること、愛されていることを感じ合えたときに、すべての恐怖は消え去っていくのだ。やがて、いつかきっとお前たちにもわかる日がくるだろう。(12)

トルストイが表していることが、決して現実離れしていないことが分かる。実在した人が、愛に基づく家族とのつながりを確かめることができたとき、死の恐怖を完全に乗り越え、死を受け容れることができたと実際に述べているのである。

『イワン・イリイチの死』の最後の場面が決して単なる想像ではないことは、強調に値することであろう。トルストイの筆はたしかに真実をついている。『イワン・イリイチの死』はやはり、トルストイの作家としての力量を大きく証し立てている作品なのである。

ただもちろん、すべての人が歓喜のうちに死ぬわけではない。トルストイが考えたのは単に人間の死に方のことではなく、最後に必ず死に至る人間が一体いかにして生きがいや意味を感じて生きてゆくことができるか、という問題であった。この問題についてトルストイが考えたことは、彼の『生命論』の内容を見るときに明らかになる。次にわれわれは、『生命論』の内容を検討することにしたい。

## 二　トルストイ『生命論』

『生命論』のなかでトルストイは、「幸福になりたいと欲して生きているが、なれない」という、人間の生が抱える最大の難問に取り組み、そのうえで人間がいかにして生きるべきかを論じようとしている。人間は誰でも、将来さらに幸福になることを望んで生きているが、それははじめから不可能である。というのは、年齢を重ねれば誰でも分かるように、人は長く生きれば生きるほど肉体が衰え、病気になることも多くなり、また不快なことや悩みも増えてゆくからである。そして、その行き着く先は破滅（死）にほかならず、われわれの人生には最後に最大の不幸が待ち構えている。われわれは日々、最大の不幸に近づきながら生きているのである。

最大の望みがはじめから実現不可能であるならば、人間は一体何を目標にして生きてゆくことができるのであろうか。人間を、細胞という最終単位から構成された存在（動物的生存）として捉え、生命現象を物質とエネルギーによって解明しようとする自然科学は、人間の生（命）に関わるこのような根本的疑問に答えることができない。人間の生（命）は、その最も本質的な部分においては科学によって解明されえないのである。この問題に対する答えをトルストイは、様々な宗教の教えのなかに見出そうとする。トルストイが参照したのは、キリスト教、ユダヤ教、儒教、バラモン教、仏教、ゾロアスター教などの経典や教義である。

その結果トルストイが行き着いた結論はどのようなものであろうか。それは、自分の幸福のためにではなく、他人の幸福のために生きるという原則である。人間の生がかかえる先の根本的難問を解決しようと思えば、自分の幸福を実現しようとする生き方を見直し、それと正反対の方向を進まなければならないとトルストイは言う。

お前は、みながお前のために生きることを望んでいるのか、みなが自分よりお前を愛するようになってもらいたいのか？　お前のその望みがかなえられる状態は、一つだけある。それは、あらゆる存在が他人の幸福のために生き、おのれ自身よりも他人を愛するような状態だ。そういう場合にのみ、お前も他のすべての存在も、みなに愛されるようになるし、お前もその一人として、望み通りの幸福をさずかることだろう。お前にとって幸福の可能なのは、あらゆる存在が自分よりも他を愛するようになる時だけだとしたら、お前も、一個の生ある存在として、自分自身よりも他の存在を愛さなければならない(13)。

トルストイが述べていることは逆説的である。人間は幸福になることを断念したとき、かえって幸福になれると述べているからである。自分の幸福のためにではなく他人の幸福のために生きるという生き方をすべての人が実行するとき、自分もまた他人から愛され、それによって幸福になることができるというのである。『聖書』の「マタイによる福音書」には「自分の命を救おうと思う者はそれを失い、わたしのために自分の命を失うものは、それを見出すであろう(14)」とある。

これをトルストイは「理性の法則」と呼び、われわれの「理性的な意識」はこの法則を自明のものとして理解し、それに従って生きていると言う。イワン・イリイチが死ぬ間際に救いを得、至福の感情に満たされたのも、彼の意識の状態がこの法則に合致するものになったからである。この瞬間イワン・イリイチは、自らの成功や出世を望む気持ちから完全に離れ、家族の幸福を本気で願った。彼は、自分が死ねば家族が現在味わっている悲しみから解放され、その点で自分の死が役立つことに気づいた。そのとき、荒れきった精神状態を脱して至福の感情に満たされ、歓喜して死んでゆくことができたのである。

この法則はずっと以前から様々な宗教によって明らかにされてきたにもかかわらず、人間はそれを忘れてしまう。人間はどうしても自分の幸福への欲求にとらわれてしまうからである。この欲求の主体をトルストイは「動物的個我」と呼んでいる。本能的なものをはじめとする様々な欲求を充足させることに専心する自我のことである。トルストイによれば、この動物的個我を「理性的な意識」に従属させることができないとき、人は自分一人の幸福を望む欲求にとらわれてしまい、かえって幸福になることができなくなるという。

そして逆に、動物的個我の欲求を封じて他の人の幸福を願うことができるとき、人間の生をめぐる例の矛盾が解消され、人間は真の意味の幸福を手に入れることができるとトルストイは言う。他の人に向かうこの意識の働きは《愛》にほかならない。

人間はだれでも、ごくごく幼い頃から、動物的個我の幸福以外に、もう一つ、もっとすばらしい生命の幸福があって、それが動物的個我の肉欲の満足とかかわらないばかりか、むしろ反対に、動物的個我の幸福を否定すればするほど、ますます大きくなってゆくことを知っている。

生命のあらゆる矛盾を解消し、人間に最大の幸福を与えるこの感情を、すべての人が知っている。この感情

が愛である。(15)

そしてトルストイは、「理性の法則」に従う人間には「死が存在せず、苦しみも存在しない(16)」とまで述べている。これもまた『イワン・イリイチの死』の最終場面に正確に符号することである。そこでイワン・イリイチは「痛みはどこへいった」とつぶやき、また「死がなかった」「死の代わりにひとつの光があった」と感じていた。自分の幸福を追求する姿勢を捨て、《愛》に生きて他人の幸福のために役立つことだけを考えるとき、人は動物のように肉体としてのみ存在することをやめる。そして精神として存在する人には、肉体が感じる苦痛や、肉体の滅亡である死は問題にならないとトルストイは言っているのである。

トルストイは『生命論』の終盤部でこの主張を倦むことなく繰り返している。晩年に自らが到達した見方を訴えるときのトルストイの姿勢には、これ以上ないほど懸命なものがある。トルストイほどの文豪が人生の最後に表した渾身の思索に、われわれは敬意を払わないわけにはいかないであろう。

## 三　フランクルの実存思想

次にわれわれは、トルストイの主張をどこまで受け容れることができるかを検討することにしたい。トルストイの議論に大きな敬意を払うとしても、それにただ無批判に従えばよいということにはならないであろう。また、トルストイの主張には常識からあまりにもかけ離れているところもあるため、その妥当性を吟味することがぜひとも必要である。問題を二つ挙げることができると思われる。

第一の問題は、肉体が感じる痛みについてトルストイが述べていることに関わる。先にも見たようにトルストイは、動物的なあり方から脱して、《愛》に生き、「理性の法則」に従うとき、肉体が感じる痛みはもはや問題にならないと述べていた。また、人間は痛みをまったく感じなくなることも可能だと断言している[17]。だが、トルストイの懸命の説得にもかかわらず、このことに同意できる人は少ないであろう。たとえ愛の感情に目覚めていても、末期がんの痛みを感じずにいることはやはり難しいのではないか。

第三章でも触れたように、今日ではモルヒネ等によって末期がんの痛みを大きく抑えることが可能になっている。そして、このようにして痛みを抑えることによって、患者が終末期を落ち着いて生きることができることも明らかになっている。痛みが抑えられたとき、患者は気持ちに余裕ができて、残される家族のことを気づかうこともできるようになるという。《愛》の感情が痛みを感じなくさせるのではなく、逆に、痛みがないことが《愛》を成り立たせるということが言えるのではないか。

第二には、《愛》がすべてだと言えるのかという問題を指摘しなければならない。《愛》が死の乗り越えをも可能にする重要な感情であることはトルストイの言うとおりであろうが、《愛》だけが人間が生きることを可能にするものだとまで言えるであろうか。加齢とともに着実に衰えて朽ち果ててゆき、最後には破滅（死）に至る以外にないのに、それでも人間が生きがいを感じて生きてゆくことを可能にするのは、《愛》の感情だけだと言えるであろうか。それ以外にも人間が生きてゆくことを可能にするものはないであろうか。このことを考える必要があるであろう。

このような問題について考えるために、われわれはここで視線を一旦向け変えることにしたい。予告したように、次に見るのはフランクルの実存思想である。フランクルは、人間が生きることの意味について説得的な議論を提示することに成功している、数少ない思想家の一人である。周知のようにフランクルはユダヤ人として、ナチス時代の強制収容所で過酷な労働生活を強いられ、後にそこから奇跡的な生還を果たしている。この経験に基づいてフランクルは、精神科医・実存哲学者として、人間が何に意味を見出して生きてゆくことができるかという問題を考え抜くことになった。

フランクルが観察したところによれば、筆舌に尽くしがたい過酷な強制労働を強いられたユダヤ人たちは、日々何よりも食べ物の話題に熱中していたという。ユダヤ人たちは、自分が収容所から解放されたとき何を食べるかをいつも話題にしていたというのである。人間の欲求としては何よりもまず食欲が満たされなければならないことが、極限的な状況のなかで明白になったとフランクルは言う[18]。「動物的個我」の欲求を封じるのは、やはり容易ではない。それどころかそれは、人間の生の中心部に属していることが明らかになっている。

そのフランクルが、人間が生きる意味として提示したことをここで見ることにしたい。フランクルは人生の意味を次の三つのタイプに分類している[19]。

### (1) 創造価値

これは「なにかを行なうこと、活動したり創造したりすること、自分の仕事を実現すること[20]」によって見出される価値である。人間は、自分が従事している仕事において、自分の役割を果たすことに専心するとき、生きる意味を見出すことができるとフランクルはいう。フランクルは、一介の洋服屋にすぎず、自分の人生にこれといった意味があるように思えないと嘆く青年と話をしたことがあるという。この青年にフランクルは、「重要なことは、自分の持ち場、自分の活動範囲においてどれほど最善を尽くしているかだけだ」、「大切なのは、……生活がどれだけ『まっとうされて』いるかだけ[21]」だと答えている。どのような職業についているかに関係なく、仕事のなかで自分に与えられた役割をよく果たしているとき、人間は自分の人生を意味あるものとして生きることができるとフランクルは言う[22]。

## （2）体験価値

これは「なにかを体験すること、自然、芸術、人間を愛すること[23]」によって実現される価値である。自然や芸術の美を味わうとき、また、ある人をかけがえのない存在として愛するとき、われわれは生きる意味を見出すことができる。大好きなシンフォニーを聴き、感動にひたっている人に、自分の人生に意味があるかどうかを訊ねてみればよいとフランクルは言っている。「ある」と答えないわけはないだろうというのである。

ぜひ思い浮かべてみてください。あなたは、コンサートホールにすわって、大好きなシンフォニーに耳を傾けているとします。そして、いままさに、このシンフォニーの大好きな小節が耳に響きわたっているところです。あなたは、背筋がぞくっとするほどの感動に包まれているとします。そこで、想像していただきたいのです。……その瞬間にだれかがあなたに「人生には意味があるでしょうか」とたずねるのです。そのときたった一つの答えしかありえない、それは「この瞬間のためだけにこれまで生きてきたのだとしても、それだけの甲斐はありましたよ」といった答えだと私が主張しても、みなさんは反対されないと思います[24]。

また、ある人を唯一のかけがえのない存在として愛するときにも、同様の意味が見出されるとフランクルは言う。次に挙げるのは、生まれてほどなくして亡くならなければならなかった我が子に、大きな愛情を注いだ女性の言葉として、フランクルが紹介しているものである。

私の子供は、胎内で頭蓋骨が早期に癒着したために不治の病にかかったまま、一九二九年六月六日に生まれました。私は当時十八歳でした。私は子供を神さまのように崇め、かぎりなく愛しました。母と私は、このかわいそうなおちびちゃんを助けるために、あらゆることをしました。が、むだでした。子供は歩くことも話すこともできませんでした。でも私は若かったし、希望を捨てませんでした。私は昼も夜も働きました。ひたすら、かわいい娘に栄養食品や薬を買ってやるためでした。そして、娘の小さなやせた手を私の首に回してやって、「ママのこと好き？　ちびちゃん」ときくと、娘は私にしっかり抱きついてほほえみ、小さな手で不器用に私の顔をなでるのでした。そんなとき私はしあわせでした。どんなにつらいことがあっても、かぎりなくしあわせだったのです。[25]

結果として実らなくても、大きな苦労がただ無駄になるわけではない。介護のかいなく我が子をなくしたこの女性は、その苦労を無益に思うどころか、そのときにこそ本当の意味で生きることができたと感じている。ある人をかけがえのない存在と感じて愛情を注ぐとき、人は自らの人生を意味あるものとして生きることができるのである。

## (3) 態度価値

これは「自分の可能性が制約されているということが、どうしようもない運命であり、避けられず逃れられない事実であっても、その事実に対してどんな態度をとるか[26]」によって実現される価値である。フランクルは、悪性の脊髄腫瘍を患ったある男性が、死ぬ直前に次のように語った事実を伝えている。

その患者さんは、自分の命がもう長くないことを、それどころかあと数時間しかないことをまったく正確に知っていました。私はちょうどそのとき、その病院の当直医として、この男性の最後の午後の回診をしなければなりませんでした。そのときのことをいまでもはっきり覚えています。ベッドのそばを通りかかったとき、彼は合図して私を呼び寄せました。そして話すのに苦労しながらこう伝えました。午前の病院長の回診のときに聞いて知ったのだが、G教授が、死ぬ直前の苦痛を和らげるため、死ぬ数時間前に私にモルヒネを注射するように指示したんです。だから、今夜で私は「おしまい」だと思う、それで、いまのうちに、この回診の際に注射を済ましておいてください、そうすればあなたも宿直の看護師に呼ばれてわざわざ私のために安眠を妨げられずにすむでしょうから、と。(27)

この患者は、偶然当直医となったフランクルの負担が少しでも軽くなるように配慮している。たった一晩のことであり、さらに自分の人生の最後のことであれば、医師に負担をかけることを気にする必要はないと考えそうになるが、現実にはそれと逆の心境になることが分かる。むしろ死ぬ間際にこそ、人は少しでも他の人の役に立とうと思い、そのことによって心が満たされるのではないだろうか。

右の三つの価値の間の関係について、一点整理をつけておきたい。三つの価値は単に並置的に理解されるものではない。最後の「態度価値」は、決定的な状況や局面において人生の意味が際立って感じられることを意味するものであって、そこで明らかになる人生の意味は、内容的には前二者と異なるものではない。「態度価値」に目覚めた右の患者は、医師（フランクル）に対する配慮を示したわけだが、それは、自分以外の人を思いやる行為であり、愛の感情を表すものであると言える。それは「体験価値」の一つとしてフランクルが挙げたものであった。したがって、フランクルが明らかにした人生の意味としては、内容的には「創造価値」と「体験価値」の二つが理解されれば十分であろう。

さてここで、フランクルの主張とトルストイのそれとを突き合わせて比較してみよう。両者の間に正確に重なり合うところがあることは、すでに明らかであろう。フランクルを気遣った先の患者の例は、トルストイの主張にはっきり合致するものにほかならない。この患者は、自分のことを投げ打って、もっぱら人のために配慮することに最後の時間を用いようとした。《愛》に生きることによって自らの気持ちを満たそうとしたのである。ここには、イワン・イリイチの最期と似たものが見られる。

ただ同時に、フランクルの議論を参照するとき、人生を有意味にするものが《愛》の感情に限られないことも分かるであろう。フランクルによれば、職業上の使命を果たすことや、自然や芸術の美を享受するといったこともまた、人生を生きるに値するものとするものにほかならない。私自身のことを言うことにすれば、死を迎えるぎりぎりまで、やはり何らかの仕方で哲学研究を続けたいと思うし、またそのような人生に意味があるように感じる。自分の本来の仕事だと考える活動に献身することは、人間が生きる意味を間違いなく与えるものであろう。

そして私の場合には、それが同時に、学問上の真理を見出してゆく活動でもある。真理を発見する活動において感じられる意味もまた、先に見た「体験価値」に数え入れられてよいものであろう。自然の美や芸術の美を堪能する場合と同様に、真理の発見も、それ自体において意味をもっているように感じられるからである。これらの活動は、その先にさらに目的があるがゆえに価値をもつというようなものではない。数学や幾何学において発見される法則（定理）の多くは、実生活において役に立つことのないものであろう。だが、それにもかかわらず、われわれはこうした発見が価値をもつように感じるのではないだろうか。それ以上さらに目的があるのではなく、それ自体で価値をもつような活動は、われわれが自らの人生に意味を感じて生きてゆくことを可能にするものだと言うことができよう。

本章でわれわれが考えようとしたのは、時間とともに着実に衰え、破滅に向かって進んでゆく以外にないのに、人間は一体どのようにして希望をもって生きてゆくことができるのかという問題であった。これに対して、われわれは、トルストイの議論にフランクルの思想を補完することによって答えたいと思うものである。トルストイの言う《愛》の感情に加えて、フランクルのいう三つの価値を指針として立てることによって、われわれは自らの人生を有意味なものに彫琢し、生きがいを感じて生きてゆくことができると考える。

なおわれわれには、まだ検討されていない問題が残っている。それは、第三章の末尾で言及した「ナラティヴ・セラピー」というテーマである。自分のそれまでの人生を物語として語り聞かせる行為をするとき、終末期にある患者が自分の死を受け容れることができるようになるという話のことである。最後に死に至らねばならないことを引き受け、その上で自らの生を本当の意味で生きることを可能にするものとして、《物語》を紡ぐという行為があるのである。次章では《物語》の働きについて検討することにしたい。トルストイとフランクルについても、《物語》について検討する中で、新たな布置において再論することになろう。

# 第五章　物語を生きること

## 一　《物語》の働き

本章では《物語》について考える。われわれはすでに、終末期にある人にとって、自分の人生を《物語る》行為が、自分の死を受け容れる姿勢をつくるために非常に重要な役割を果たすことを見た。あらためて日々の生活を振り返ってみるとき、われわれの多くは、これと似たことをすでに経験していることに気づくのではないか。一日の仕事を終えて帰宅すれば、われわれの多くはその日にあったことを家族に話して、無意識のうちに一日のまとめをつけようとするであろう。愚痴話が長々と続くことも多いのではないか。そうすることによってわれわれは、今日あった出来事を過去の中に収めて区切りをつけようとしているように思われる。過去にまとめをつけることができるとき、われわれは気持ちを整理し、今後に向けて再出発をすることもできるであろう。日頃から《物語る》ことによって精神の安定を保っていると感じる人は、実際のところ多いのではないだろうか。

これとほぼ同様のことを、心理療法士の河合隼雄が指摘している。河合によれば、人間の生の根底、心の根底には《物語る》という働きが属しており、この働きが損なわれるときに心の病が生じるという。《物語る》という行為は、自分の「経験を自分の世界観や人生観のなかにうまく組み込む」[1]こと、そうすることによって「自分の経験したことを、自分のものにする、あるいは自分の心に収める」[2]ことだと河合は言う。そして、このことができなくなったとき、人は心を病むのだという。

例えば不安神経症の人は、自分でも説明のつかない不安感にとらわれて苦しむ。このときの不安感は正体不明なもので、それが一体どこからきているのか、この人自身が理解できず、それを《物語》の中の一齣として見ることができないのである。逆にこの不安を自分なりに《物語》の中に組み込むことができるようになるとき、この患者は治癒に向かうと河合は言う。

河合によれば、心を病む人は、これまでの経験や生活を振り返って、それまで自覚していなかった自分の心の動きを意識し、自分自身を見る新たな視点をもつことが必要になる。そうしているうちにこの人は、それまでの自分の経験を俯瞰的に見渡すようにして《物語る》ことができるようになることがあり、そのときに回復に向かうという。意味不明な不安感にとりつかれたり、パニック状態に陥ったりするとき、「こういうことは時にあるようだ」とか、「仕事でいつの間にか自分を追いつめていたかな」、「しばらく休む必要があるということだろう」のように考えることができれば、それだけでも気持ちのあり方はかなり違ったものになるであろう。回復への端緒はもう得られていると言えるのではないだろうか。

このように《物語る》という行為は、人間の心の働きを根底で支えるものにほかならない。それゆえわれわれは、しばしば《物語る》欲求や衝動を抑えることができず、ほとんど自動的に語り始める。特に何か特別な出来事があれば、その翌日はおうおうにしてその話題で持ち切りになるであろう。野球やサッカーで重要な試合でもあれば、それについて長々と会話が続くことになる。話す内容の多くはとりとめのないことや他愛のないことであろうし、いくら話したところで試合の結果が変わることももちろんない。それにもかかわらず、われわれは話したい欲求や衝動を抑えることができず、話し始め、話し続ける。

《物語る》というこの自働的な活動は、それゆえ、時代や場所を問わず、人間が存在するところでは必ず行われる普遍的なものにほかならない。R・バルトは「物語をもたない民族は、どこにも存在せず、また決して存在しなかった」と喝破している。(3) おそらく人間の生は、《物語る》という活動を自らのうちに不可分に組み込んだ上で成り立っているのであろう。

本章でわれわれは、《物語》の働きに着目することによって、終末期の生について考えようとする。われわれははじめに、がんなどの病気で終末期に置かれた人が、自分の人生を《物語》として生きようとした次第を、実例に即して見る。それに続いてわれわれは、《物語る》とはどのような行為か、《物語を生きる》とはどのようなことかを考えるために、《物語》がもつ性質や形態について諸論者が論じてきたことを参照し、また文学作品に即した検討を行う。

これらを踏まえた後にわれわれは、《物語》に関わる哲学的議論としてニーチェの悲劇論を検討する。われわれが到達する見解をここで幾分か先取りして述べることにすれば、《物語を生きる》という行為は、ニーチェの言う「ディオニュソス的なもの」にほかならない。それは、自分がこれまで体験してきた情景等を反芻して味わい直し、自分の人生を噛みしめることを意味する。

われわれの考察は本章でも、医療の問題場面から離れたものとなるが、それはわれわれが意図していることでもある。というのは、死を近くに控えている人にとっては、《物語る》ことによって自分の人生に締め括りをつけて、死を受け容れることのほうが、医学的な知見を得ることよりもはるかに重要だと思われるからである。また、終末期において《物語》が重要な役割を果たすことはこれまでもしばしば指摘されてきたが、それはついでに触れられるのにとどまっており、《物語を生きる》という現象に正面から取り組む探究はまだ非常に少ないように思われる。

われわれは敢えて医療の問題系から離れて、《人間が物語を生きる》という現象を、哲学の議論や文学論を参照しながら考察する段階を踏みたいと思う。

具体的な話は後に譲ることにして、ともあれまず終末期の《物語》を、実例に即して見ることから始めることにしたい。

## 二　終末期における《物語》

### (1) 柳田邦男の息子の場合

ノンフィクション作家である柳田邦男は、自分の次男が二五歳で自死を図って脳死状態に陥るという過酷な経験をしている。[4] 自分の息子の人生をどのように締めくくるべきか、苦悩した末に柳田は、腎臓の提供を申し出ている。当時(一九九三年)はまだ臓器移植法は成立しておらず、また本人の意思表示もなかったため、脳死状態からの臓器提供は行われず、心臓停止後に腎臓が摘出された。自分の息子が最期を迎えるに当たって柳田の頭を占めたのは、「脳死」とはどのような状態かといった科学的問題ではなく、息子の人生は一体何だったのか、はっきりさせて納得したいという欲求であった。それを柳田は《物語》を紡ぐことによって答えようとしている。柳田が引用している河合隼雄の文章をここでも見ておこう。

　人間の心はわからないところがある。つまり物語らないとわからないところがある、と私は思うのです。たとえば途方もない事故が起こった。なぜこんな事故が起こったのか。そのときに自然科学的な説明は非常に簡単です。なぜ私の恋人が死んだのかというときに、自然科学は完全に説明ができます。「あれは頭蓋骨の損傷ですね」とかなんとかいって、それで終わりになる。しかしその人はそんなことではなくて、私の恋人がなぜ私の目の前で死んだのか、それを聞きたいのです。それに対しては物語をつくるより仕方がない。つまり腹におさまるようにどう物語るか。(5)

柳田が息子の死を受け止めるために紡いだ《物語》は、わが子が最後に自分の腎臓を差し出して、重い病に苦しむ人の力になるというものであった。柳田の次男の洋二郎は、心を病んで社会生活を営むことができず、自分が「誰の役にも立てず、誰からも必要とされない存在」であることに非常に悩んでいたという。そのため、障害者の施設でボランティア活動をしようとしたが、対人緊張が激しくてどうしても続かなかった。その後洋二郎は骨髄バンクのことを聞き知って、骨髄ドナーの登録をしている。

ただ骨髄については、ドナーとレシピエントとのあいだで白血球の血液型が合う確率が非常に低く、脳死状態になってから移植の相手を探し出すことはほとんど不可能であった。柳田から事情を聞いた担当医は、その代わりに腎臓を提供する道があるという代替案を示唆した。腎臓は心停止後に摘出しても移植が可能であること、重い腎臓病の患者の数に比べて、腎臓の提供者が非常に少ないことなどをすでに知っていた柳田は、考えた末にこの医師の提案を受け容れた。

## (2) 岩田隆信の場合

次に見るのは、脳外科医でありながら自らが悪性の脳腫瘍で逝かなければならなかった、岩田隆信のケースである。自分の頭部MRI写真を偶然撮る機会があった岩田は、それを見て、自分の脳の中に紛れもなくがんが出来ていることを知った。しかも治すことのできない最悪のケースであることを、脳の専門医としてはっきり知らなければばならなかった。

手術によってがんを切除した後に放射線を照射する以外に対処法がないこと、それでもまず治ることはなく、ほどなくして死を迎える以外にないといったことは、岩田が科学者として幾度となく向き合ってきたことであり、むしろ馴染みのある現象であった。脳外科医として岩田は、それまでこのような現実に特段の感情をもたずに向き合って、淡々と人の頭部を切開してきた。だが、いざ自分が患者になって、脳の手術を受けなければならない立場になってみると、どうしようもないほど大きな恐怖を感じる。それまで患者の気持ちがまったく分かっていなかったことに岩田は気づかされ、医師とはまったく異なる視点から脳腫瘍という病気と取り組むことになる。このようにして最期を迎えなければならなくなった岩田が行ったのも、《物語》を紡ぐということであった。脳専門医でありながら自らが脳腫瘍の患者にもなるという貴重な経験をすることになった岩田は、患者として脳治療について体験したことや考えたことを記録して出版し、脳治療の進歩のために最後まで尽力することを決意する。脳治療に自らを捧げることとして自分の人生の《物語》を紡ぎ、最後にそれを完成させようとしたのである。

もちろん、もう第一線の医師として復帰することはできないでしょう。そして、私にとっては、残された時間をどう生きるかが非常に重要なテーマとなってきました。

また私は、自分の専門領域である脳腫瘍を身をもって知るという貴重な体験をしています。その体験を通して、自分も含め、医療に当たる人たちが、患者に対していかに一方的に接していたかということを痛感したのです。…（中略）…

私は、この体験と思いを書き残しておくことも、意味のあることではないかと思っています。そう、夫として、父親として、できる限りの努力をしながら、医師としてできる最後の仕事なのではないかと思っているの

です。(6)

### (3) 高橋ユリカの場合

次に見るのは、ジャーナリストの高橋ユリカが、自らの病気について考える中で《物語》に言及して述べていることである。高橋は三五歳で大腸がんを発症し、手術と抗がん剤治療を受けている。手術後ずっと強いだるさを感じ続け、大きな苦悩を味わった。体調を取り戻したい一心で様々な民間療法や健康法を試したものの、これといった成果が得られずに悩んでいるとき、近藤誠の講演を偶然聴き、いま味わっている強烈なだるさが抗がん剤の副作用であること、またこの抗がん剤治療にはほとんど効果がないことを知る。当時(一九九一年)は大腸がんの手術の後、再発と転移の可能性を少しでも下げる目的で、抗がん剤治療を行うことが常識になっていた。

高橋は当時、手術後に抗がん剤が投与されていることを主治医から知らされていなかった。明確な説明もないまま効果の見込めない治療を施され、体の強い不調を味わわなければならないというのは、大変に理不尽なことにほかならない。医療をめぐるこのようなおかしな現実を体験した高橋は、主治医と話し合いをもち、様々に取材を重ねながら、人間が病気を経験することについて多くの考えを巡らせることになる。いま感じている体の不調からはもちろん脱したいが、抗がん剤の投与をやめれば再発や転移に対する不安が高まる。大きな迷いを感じながらも、高橋は抗がん剤治療の拒絶を決断する。

この間、入院中に知り合った、同じ病気の友人の死なども経験し、人間が病を得て死を迎えることについて様々に考えるようになる。その中で高橋が行き着いているのも、《物語》という概念である。病気を単に忌むべきものとして避けたり克服しようとしたりするのではなく、人生という《物語》の一齣として位置づけることによって、病気を受け止める道があると高橋は言う。そうすることによって、がんのような病気に見舞われたときにも、人間はそれを受け容れることができ、病気が治らなくても癒されることがあるという。このことを高橋は、「ユング派の外科医」を自称するバーニー・シーゲル博士の説を紹介しながら、次のように解説している。

「なぜ、その病気が必要なのですか？　それは、あなたにどんな利益をもたらしましたか？」「その病気は、あなたにとって何を意味していますか？」「病気と、自分が何を経験しているかを説明してください」といった質問をシーゲルは患者にするという。医師がする質問としては、大変意外なものであろう。

しかし、そうすることによって、はじめはひどい損失にしか見えなかった病気が、障害物ではなく、自分が人生に大切な何かに気づくための贈り物だったり、受け止めるべき挑戦だと考えることができるようになるのだという。病気は、罰なのでも、失敗なのでもない。そのときに、どうしても必要だった何かの機会かもしれない。案外自分のことは自分が知っている。

どんな状態に陥っても、自分の物語とみなすことができるようになることが「癒し」なのである。それで、治っていくきっかけを得ることが往々にしてあるという。しかし、もしも治ることが出来ずに死に向かう道筋をたどるとしても、患者自身に死を受容するきっかけを与えることになり、患者自身の物語として紡がれていく。(7)

がんのような病気で死ななければならないことは、たしかに不幸である。だが考えてみれば、がんにならなくとも人間はいつか必ず死ぬ。自分の場合には、がんによって最期がもたらせる人生だったのだ、といったように、自分の《物語》を構成する見方に立つことができるとき、がんのような病気に向き合うときの姿勢もかなり違ったものになるのではないか。がんを単に自分に敵対するものとして見なすのではなく、自分の人生という《物語》を語るときに欠かせない要素として尊重することができるのではないか。このように考えることができるとき、人は自分のがんを受け容れて癒されることもできると高橋は言うのである。

またさらに言えば、がんで死ななければならないことから来る絶望感でさえ、人生という《物語》を構成する不可欠の一齣として、貴重なものだと見ることもできるのではないか。こうした逆説を受け容れる姿勢がとれるとき、気持ちのあり様はかなり違ったものになるはずである。

より大切なのは、自分の物語を自分で完結させることによって、魂の慰めを得られるということではないだろうか。…（中略）…極端なことを言えば、たとえ絶望でさえも、それは、その人の大切な感情なのではないか。絶望のなかにさえも、その人のしかるべき物語があるのかもしれない。(8)

このように、死を近くに控えた人や、人の終末期に向き合う人の多くは、「人生を《物語》として生きる」という事象に行き当たっている。おそらく人は、限られた時間を真剣に生きようとするとき、人生を《物語》として捉え返そうとするのである。

では、人間はどのような《物語》を生きようとするものなのであろうか。それはどのような内容や性質のものであり、どのような構成をとるものであろうか。次にこの問題について、これまで諸論者が述べていることを参照しながら考えてみよう。

## 三　物語の筋立て（プロット）

《物語》がどのような内容や性質のものであるかを考えようとするとき、われわれの注意がまず向かうのは「筋立て（プロット）」ではないだろうか。「起きた」「食べた」「歩いた」のような単発的な行為や事実をそのまま時間順に並べても、《物語》を構成することはできない。個々の出来事が因果関係や影響関係などをもつものとしてつながり、そこからさらに大きな組織的なまとまりが出来てこなければ、《物語》にならない。それゆえ《物語》は、〈筋立て〉をもつものとしてしかありえない。したがって《物語》の内容となるのは、実際に経験された出来事や事実、行為などの総体ではなく、〈筋立て〉にはまるものだけであり、人生の中で経験される無数の事柄は、そのほとんどが捨て去られなければならない。例えばわれわれは、人生の中で数え切れない回数の電話をかけるであろうが、これらがすべて《物語》の中に取り込まれることはない。電話をかけたという事実が《物語》の中で取り上げられるのは、それが〈筋立て〉の構成に関わるような重要な要素になる場合だけである。

ここで、《物語》はどのような筋立て（プロット）をとるものなのかという問題が生じる。神話や伝説、昔話、文学作品等において、《物語》はこれまで実際にどのような筋立てをもつものとして構成されてきたのか、形態論的な探究を行うことが要請されるであろう。

ただここであらかじめ言うことにすれば、われわれはこの問題に深く立ち入ることはできない。というのは、このような探究はすでに様々な論者によって行われてきたが、それはわれわれの問題関心に答えるものにはならないからである。ここでは、これまで諸論者が述べてきたことにごく簡単に触れるのにとどめることにしたい。

諸論者が共通して指摘してきたこととしては、筋立て（プロット）の非常に多くが〈二項性〉ないしは〈対立〉によって成り立っているという点を挙げることができる。すなわち、これまで存在した多くの《物語》が、「男／女」、「生／死」、「夜／昼」、「闘い／平和」といったことを軸として構成されているということである。[9] N・フライによれば、《物語》の中では、この対立項の両方の性質を兼ね備えた存在が媒介者として登場するという。例えば悲劇は、人類の歴史の中で最もよく語られてきた《物語》であろうが、そこに登場する主人公はこのような両義的な存在に当たる。フライによれば、悲劇の主人公はほとんど必ず高貴な身分の出身で、人間の手では変えられないような運命で失墜し、非業の末路に向かうことが物語られるという。このような過程が語られる背景には、上に清浄な天国を思い、下に不純な地獄を想定するような図式があるとフライは言う。主人公は、この両者の間に位置してどちらにも適合することのできる性質を備えており、上から下へと向かう道を進むわけである。(10)

これまで様々な論者によって明らかにされてきたことは、非常に啓発的で興味深いものであり、人間の無意識の働きや根本的な思考のあり方について、われわれに多くのことを教えてくれる。だが、これらはわれわれの問題関心に応えるものではない。先にも見たように、柳田が次男の《物語》として紡ごうとしたのは、「最後に人のためになることをする」という内容のものであった。また岩田が生きようとしたのは「最後まで脳治療に貢献する」という《物語》であった。われわれが究明しようとしているのは、このような《物語》としては、人間はどのようなものを生きようとするかということである。

例えば、がんなどの病気で程なくして死ななければならないようなケースは、やはり悲劇だと言えるであろう。しかし、このような人が残された時間をどのように生きることができるかに関して、諸論者の分析から何か指針が得られることはない。そもそも誰の人生も死をもって終わるのであるから、その意味ではいかなる人生も悲劇だということになるが、右に見られたような悲劇の筋立てがすべての人の人生に当てはまるわけでないことは言うまでもない。

佐藤智医師の父親は、がんを告知しないのが常識だった時代に、自分が不治のがんであることを知った。医師である息子に強く迫って真実を言わせたからである。気持ちが大きく荒れた時期もあったが、時間の経過とともに心の状態が安定してゆき、最後はすっかり悟りきった心境で平然と死を迎えたという。テープレコーダーに遺書を吹き込むなどして準備を万端整え、非常に明るく最期の時期を過ごしたという。(11) このような人は「悲劇」の筋立てを生きたとは言えない。

《物語を生きる》ということについて考えようとするとき、〈筋立て（プロット）〉に着目する見方には限界がある。《物語》の本質、《物語》の最も重要な要素は、本当に〈筋立て〉であろうか。人間は自分の人生を《物語》として生きるのだとして、それは本当に〈筋立て〉を生きることであろうか。〈筋立て（プロット）〉とは違う要素が《物語》にはないのかどうかを検討することが、われわれの課題となる。

## 四　筋立てをもたない《物語》
### ――カミュの『異邦人』――

《物語を生きる》ということを、〈筋立て（プロット）〉とは異なる観点から解明するという課題に取り組むに当たって、〈筋立て〉がなければ《物語》は本当に成り立たないのか、〈筋立て〉をもたない《物語》はないのか、についてまず考えてみたい。ここで具体例として取りあげたいのは、カミュが書いた有名な小説『異邦人』である。『異邦人』は、〈筋立て（プロット）〉をもたないことをカミュが敢えて意図して書いた作品だと見ることができる。主人公は、自分の母親が死んだ翌日に海水浴をし、ふしだらな異性関係を結び、喜劇映画を見た後に、行きずりのアラブ人をこれといった理由もなしに殺害する。そして裁判の席で動機を尋ねられた主人公は、よく知られているように「太陽のせいだ」と答える。

カミュの意図は、筋立てをもたないところにこそ人生の本質があることを表現するところにあったと見ることができよう。人が理由や動機に基づいて行動しているように思えるのは見かけだけのことで、人は実際には、説明のつかないような行動をとりながら何となく生きている。このことは、周知のように「不条理性（absurdité）」と呼ばれている。

では、『異邦人』は《物語》だとは言えないだろうか。だが、この作品は人間の生の真実を表すことに大いに成功しているのではないか。『異邦人』は読者に強い印象を残して共感を呼んでおり、だからこそ名作として広く読み継がれているのではないか。また、例えば村上春樹の作品などに見られるように、文学における同様の実験的な試みは、ほかにも多々あるように思われる[12]。筋立てがないにもかかわらず《物語》が形成されうるのは何によるのか、考えてみよう。

『異邦人』に描かれていることで、読者に強い印象を残すものとしては、太陽がまぶしく照りつける情景や雰囲気が挙げられるであろう。それは明るさと気だるさとが入り混じった独特の印象を残して、読後に鮮烈に記憶される。

C'était le même éclatement rouge. Sur le sable, la mer haletait de toute la respiration rapide et étouffée de ses petites vagues. Je marchais lentement vers les rochers et je sentais mon front se gonfler sous le soleil. Toute cette chaleur s'appuyait sur moi et s'opposait à mon avance. Et chaque fois que je sentais son grand souffle chaud sur mon visage, je serrais les dents, je fermais les poings dans les poches de mon pantalon, je me tendais tout entier pour triompher du soleil et de cette ivresse opaque qu'il me déversait. À chaque épée de lumière jaillie du sable, d'un coquillage blanchi ou d'un débris de verre, mes mâchoires se crispaient. J'ai marché longtemps.[13]

また同じ真っ赤な光の炸裂だった。海は力なく波打ち、性急で苦しげな精一杯の息づかいで砂の上に喘いでいた。ぼくはゆっくり、岩場を指して歩いた。額が、太陽の直射にさらされ、膨れ上がって行くように感じられた。あの熱気がいちどきにのしかかって来て、ぼくの前進を阻んだ。そして、その熱い大きな息吹を顔に感じるたびに、ぼくは歯を食いしばり、ズボンのポケットのなかで拳を握りしめ、太陽と、太陽がぼくに注ぐあの不透明な陶酔に負けまいとして全身を緊張させた。砂から、白く乾いた貝殻から、またガラスの破片から、光の刃が迸ると、そのたびにぼくの顎は引きつった。ぼくはどこまでも歩いた。(14)

整然とした筋立てがなくとも、このような情景描写で満たされることによって《物語》が成り立っている。このようにして《物語》を可能とするものが何であるかを考えてみよう。

これについてはバルトが手がかりを与えている。それは、バルトが「機能体」から区別している「指標（indice）」という概念である。ここでバルトのこの区別を見ておくことにしよう。「機能体」とは、たとえばピストルの購入が、それが使用される瞬間を対応者としてもつとか、受話器を取ることがそれを置く瞬間をまつことになるといった関係を言うものである。それに対して「指標」とは、たとえばジェームズ・ボンドの事務所に置かれた電話機の数が、その背後にある行政的権力の大きさを表すといった関係を言う。(15)ボンドの事務所に大きな権力が関与している事情は、とりたてて顕在的に述べられなくとも、情景描写によって自ずから示されることになる。

『異邦人』が読者に残す独特の印象は、言うまでもなく「指標」の効果によるものである。主人公の行動は、動機や理由によっては説明をつけることのできない不条理なものであり、したがってここでは「機能体」は働いていない。このように「機能体」の働きをあえて停止することを意図して、この小説は書かれている。それに代わってこの作品を埋めているのは、「指標」の効果である。情景や雰囲気、気分等が濃厚に表されることで、この作品は成り立っている。『異邦人』の主人公は最後に、自分を取り囲む世界との一体感に到達し、それが与える雰囲気に耽溺している。

……, je m'ouvrais pour la première fois à la tendre indifférence du monde. De l'éprouver si pareil à moi, si fraternel enfin, j'ai senti que j'avais été heureux, et que je l'étais encore.(16)

……ぼくは初めて世界の優しい無関心に我が身を開いた。世界がこんなにもぼくに似ているのを、むしろ、まるで兄弟のようなのを知って、ぼくは自分が幸福であったと、そして今なお幸福であると感じた。(17)

末尾のこの箇所は、『異邦人』という作品の性格を象徴的に表しているように思われる。ここには、筋立てとは別に《物語》を可能にするものが、はっきり表われ出ている。それは、「指標」の働きによって表現される、自然の情景や雰囲気、印象や気分といった事柄である。人間が《物語を生きる》という現象が〈筋立て（プロット）〉だけでは説明されえないとすれば、われわれが着目しなければならないのは、この要素である。

情景や雰囲気、印象や気分といったことは、〈筋立て〉の中には収まらないもの、むしろそこからは逃れ去ってゆくものであろう。だがあらためて考えてみると、われわれの人生は、ほとんどこれらのもので占められているのではないか。われわれはたしかに人生を一定の筋立てとして生きているであろうが、あらためて振り返ってみると、われわれの日頃の生活の中で、この筋立ての中にきちんとはまる事柄はごくわずかしかない。われわれが日常営む生活の大部分を占めているのは、われわれが何気なく受け取っている感覚的な事象であろう。

カミュが意図したことは、人生という《物語》においては〈筋立て〉が実は成り立たないことを示し、〈筋立て〉を欠くような《物語》をあえて呈示することによって、人生のほとんどを満たしているこのような要素を際立たせることにあったと見ることもできるように思われる。

終末期にある人が《物語を生きる》ということがどのようなことであるかについても、このような観点から考える必要があろう。ただこの作業に移る前に、哲学者による議論をもう一つだけ見ておくことにしたい。次に見てみたいのは、ニーチェの悲劇論である。

## 五　「アポロン的なもの」と「ディオニュソス的なもの」
### ——ニーチェの悲劇論——

本節でわれわれが注目したいのは、ニーチェが挙げている「アポロン的なもの」と「ディオニュソス的なもの」という対比である。われわれがこれに注目するのは、先に見たバルトの対比と重なるものが、ここにはあるように思われるからである。

アポロンは「姿かたちを描き出す造形的な力の神[18]」であり、それゆえ「アポロン的なもの」とは造形的に働くものを指す。そしてそれが作り出す〈姿〉や〈形〉は、夢や空想の中でこそよく与えられるとニーチェは言う。われわれの日常的な現実は不完全なものであり、そこでは〈姿〉や〈形〉は不十分にしか体験されないのに比べて、夢や空想は日常の現実にはない完全さを備えているからである。夢や空想の中でこそ十分な仕方で現れるがゆえに、それは〈仮象（Schein）〉に関わると言われる[19]。

形や姿を作り出す「アポロン的なもの」はまた、秩序的な繊細さを備えている。このことをニーチェは「節度ある限定」「美しい仮象の荘重さ[20]」といった言葉で表現している。この要素はギリシャの伝統にはじめから備わっていたものだとニーチェは言い、それゆえそれを「ホメロス的」なものとも呼んでいる[21]。

さて、これに対して「ディオニュソス的なもの」とは、陶酔的なもの、熱狂的なものを意味する。それは「アポロン的なもの」とは根本的に異なり、音楽的・メロディー的なものだとニーチェは言う[22]。注意しなければならないが、この場合の音楽・メロディーとは、リズムをもって造形的に整えられたものではなく、それ以前に存在するもの、「魂をゆさぶる音の威力[23]」のことである。これにとらえられた人間は「完全に我を忘れた状態」に至るとニーチェは言う。[24]

この要素は、東方からやってきて、後からギリシャに流入したものであり、ギリシャの芸術はほとんどすべて、「アポロン的なもの」と「ディオニュソス的なもの」との協働によって成立したとニーチェは言う。[25]

さて、この二つの要素のうち、より根源的で重要だとニーチェが見なしたのはどちらであろうか。よく知られているように「ディオニュソス的なもの」のほうである。「見るがいい！　アポロンはディオニュソスなしには生きることができなかったのだ！」[26]とニーチェは喝破する。以前からギリシャに存在していた「アポロン的なもの」は「ディオニュソス的なもの」の前に顔色を失って、その中に呑み込まれていったという。[27]

さてわれわれは、この区別を先の「機能体」と「指標」との区別に重ね合わせることができると考える。「機能体」は「アポロン的なもの」だと見なされてよい。というのは、「機能体」が果たす、筋立てを構成する働きは、造形的なものにほかならないからである。無数の出来事や事実を混沌としたまま並べるのではなく、その中から取捨選択を行ってつながりをつけるということは、形を与えて秩序を生じさせることにほかならず、ニーチェの概念に当てはまれば、まさに「アポロン的なもの」だと言われてよいはずである。

そして、これと別に「指標」によって表し出される事柄は、「ディオニュソス的なもの」だと言ってよい。「指標」が示し出すのは、情景や雰囲気、印象や気分といったものであった。『異邦人』の末尾で、主人公が自然の情景に没入していた様子を、ここで思い出さなければならない。世界のもつ美にこのように耽溺することは、音楽的・メロディー的なものではないが、陶酔的・惑溺的である点で「ディオニュソス的なもの」と重なっている。

《物語》の中にあるこのような「ディオニュソス的なもの」は、〈筋立て〈プロット〉〉の中に収まらないものであり、それゆえ、ともすれば見逃されがちなものであるが、ニーチェの見方をとれば、この要素のほうが《物語》にとって重要だということになる。このことを確認した上で、終末期に置かれた人の紡ぐ物語についてもう一度考えてみることにしたい。

## 六　生の肯定
### ――終末期における「ディオニュソス的なもの」――

「機能体／指標」、「アポロン的なもの／ディオニュソス的なもの」という対比に当てはめながら、終末期にある人の心のあり様について考えてみることにしよう。次に例として取り上げてみたいのは、鎌田實医師の義父のケースである。(28) 鎌田の義父博学《ひろさと》は肝臓がんで最期を迎えている。発見されたときすでに肝臓内に転移があり、治らないこともかなり見込まれるケースであった。鎌田は手術をすすめたが、事実を直視した博学はそれを拒否した。それに代わって血管塞栓術の治療を選択し、大きな効果を得たが、やがてこの治療も自分からとりやめて、死に向かう道を自ら選んでいる。

博学は自らの人生の最後の時期を、〈筋立て〈プロット〉〉を締め括るようにして生きたと見ることはできる。博学は、自宅に最寄りの駅を清掃するという日課を最後まで続けており、「人の役に立つ生き方をする」という筋立てを生きたと考えられるからである。孫に向けた最後の言葉の中でも、「人のためになる人間になれ」と語りかけている。

だがこれ以外の点では、博学が〈筋立て〉を生きたと言える部分は非常に少ない。博学は好きなゴルフや旅行に興じ、家族と一緒の生活を愉しんでいる。また、ものが食べられない状態になっても、好きなうなぎを一口だけ食べ、お気に入りの喫茶店で最後のコーヒーを飲んでいる。そして、足を最後まで鍛え続けて自分だけで用便ができるようにすることや、ひげや入れ歯の手入れを人にさせないことにこだわっている。これらのことは生活上の些事にしか見えないことで、〈筋立て（プロット）〉にはまらないようなことであるが、鎌田が記しているのはほとんどこれらのことで占められている。博学が自分の人生を《物語》として生きたとしても、それは〈筋立て〉を生きることだったとは言えないのである。

〈筋立て〉と対比されるもう一方の事柄、すなわち「ディオニュソス的なもの」がここに見当たらないかどうか、検討してみよう。それは非常に明瞭に見て取られる。博学は、好きだったわさび田の風景を見るために何度も安曇野に出かけ、その後に美術館に立ち寄っている。また諏訪湖の夏の花火を楽しみ、機会を得ては人に感謝の気持ちを表しながら歌を歌っている。博学は人生の最後に、自然の風景や芸術の美に耽溺し、またメロディーを噛みしめている。自分の人生を締め括るに当たって博学が行っているのは、このような「ディオニュソス的」な行為にほかならないのである。

〈筋立て（プロット）〉として見ようとする限り、終末期にある人の《物語》を正しく捉えることはできない。終末期にある人は、必ずしも筋立てを生きようとはせずに、情景や雰囲気、印象や気分等を味わうことを望む。近い将来に自らの死がやって来ることを知っている人は、人生のほとんどを占めているこれらのことを味わい直すことによって、自分の人生を反芻して噛みしめているのではないだろうか。

先に見たように、脳外科医であった岩田は、最後まで脳医学の進歩に寄与するというプロットを生きようとしているが、岩田の著書を実際に読んでみると、書かれているのはそれと直接関係のないことがほとんどである。自分が医者になるまでの体験や苦労、結婚や家族に関する思い出等々である。そこに窺えるのはやはり、自分の人生を振り返って噛みしめ直そうとする姿勢である。岩田の《物語》の本質をなしているのもまた「ディオニュソス的なもの」にほかならない。

そしてこの「ディオニュソス的なもの」の中には、快感と苦痛の両方が同居するとニーチェが言っていることを、次に指摘しなければならない。ニーチェによれば、ギリシャ悲劇を堪能する読者は、その結末において主人公が破滅を迎えるのを見て、痛ましさを味わいながらも同時に快感を覚えるというのである。

彼〔＝読者〕は悲劇の主人公を眼前に叙事詩的明瞭さと美のうちに見ていながら、その破滅に喜びを感じるのだ。彼は舞台の出来事をその根底まで理解しながら、しかも理解を絶するものの中へ逃れたがる。彼は主人公の行動を正当なものと感じながら、しかもこの行動によって主人公が滅びてゆく時、なおいっそう高められた気持になるのである。やがて主人公を襲う苦悩を想って戦慄しながらも、彼はその苦悩に、いっそう高いはるかに強烈な快感を予感し、いつもより、より多く見、より深く見ながら、しかも彼は盲目になることを望んでいるのだ。こういうふしぎな自己分裂、アポロン的絶頂のこの崩壊がどこから起こってくるかをつきとめなければならないとしたら、一見アポロン的感動を極度に刺戟するように見えながら、しかもアポロン的な力のこの過剰を自分に奉仕するように強制できるディオニュソス的魔力のせいだとしか言えないではないか。悲劇的神話は、ただ、アポロン的芸術集団によるディオニュソス的知恵の具象化として理解されなければならない。(29)

ここに見られるのはもちろん、ニーチェが後に語ることになる「運命愛」の思想の先駆的な現れにほかならない。それは言うまでもなく、どんなに大きな不幸や悲運に見舞われても、人間は自らのこのような運命をそのまま受け容れることができるし、また受け容れなければならないとする思想である。ニーチェが後に『偶像の黄昏』の中で『悲劇の誕生』を自己解説している箇所を引用しておこう。

生のもっとも異様な、そして過酷な諸問題の中にあってさえ生そのものに対して「然り」ということ

(Jasagen)、生において実現しえるべき最高のあり方を犠牲に供しながら、それでもおのれの無尽蔵性を喜びとする、生命への意志――これを私はディオニュソス的と呼んだのであり、これを私は、悲劇的詩人の心理を理解するための橋と解したのである。詩人が悲劇を書くのは恐怖や同情から解放されんためではない、危険な興奮から激烈な爆発によっておのれを浄化するため――そうアリストテレスは誤解したが――ではない。そうではなくて、恐怖や同情を避けずに乗り越えて、生成の永遠の快楽そのものになるためなのだ、破壊の快楽をも包含しているあの快楽に……(30)。

## 七　生の肯定としての《物語》

過酷な苦難や悲惨に打ちのめされながらも最高の快楽を味わうという、まったく矛盾した境地は、哲学者だけが主張するような観念上の夢想にすぎないだろうか。だが注目するべきことに、この境地は、死を近くに控える人の気持ちのあり様に、実際によく合致している。がんなどの病気で死を迎えなければならない人は、もちろん自分の悲運を嘆き、これ以上ないほどの苦悩を味わうが、このような人が同時に、自分の運命にある種の喜びを感じ、「がんになってよかった」と言うことが、しばしばあるのである。

世界的なプロウィンドサーファーとして活躍した飯島夏樹は、二〇〇二年に肝臓がんの一種に冒されていることが分かり、〇五年に死を迎えている。一〇万人に一人ほどにしか見られない、珍しいタイプのがんであった。この間、二度の外科手術と一七回の入院生活を経験し、うつ病にもパニック障害にも陥っている。途方もない苦難を味わったにもかかわらず、この経験は飯島の気持ちの中で快感に変わっていく。飯島は自分をおそった運命を受け容れ、それを肯定して喜ぶ境地に至っている。

「家族っていいなあ」と、僕は心から思った。

ふと、ある思いが心に浮かんだ。僕は、いや僕ら家族は、大黒柱が健康だったら、こんなことを感じ取っただろうか？　みんなで一丸となっただろうか？　無理だったに違いない。もっと他の快楽、享楽、どうでもいいことに、心を振り回されていただろう。

だから、ガンになって、苦しんでいることにありがたみを感じた。全く不思議な思いである、「ガンになってよかった」なんて……。(31)

ガン、うつ病、パニック障害……それらは全て僕にとって必要だったことかもしれない。(32)

「最高の肯定の方式、つまり、苦悩や罪、生存におけるあらゆるいかがわしいものや異様なものに対してさえ『然り』と言う（Jasagen）態度(33)」とニーチェが呼んでいるものを、まさにそのまま映し出しているかに見える心境である。ニーチェが言っていることは決して単なる観念上の夢想ではなく、間違いなく現実のことなのである。《物語を生きる》ことが行き着く「ディオニュソス的なもの」の境地においては、それまでの人生がすべて肯定され、「これでよかったのだ」と言って受け容れられることになる。「ディオニュソス的なもの」に達した人が、自然や世界の情景や雰囲気、印象や気分を何度も反芻して味わい直し、自分の人生を噛みしめようとすることは、自らの人生のすべてについて「これでよかったのだ」と肯定して、それを辿り返そうとする気持ちの表れなのではないだろうか。

《物語》の核心は、このような「生の肯定」というところにあるとわれわれは考える。では、《物語》においては

〈筋立て（プロット）〉が不可欠で、一見《物語》の本質となっているようにも見えるのはどういうことか、ここで考えてみよう。

〈筋立て（プロット）〉は、このような「生の肯定」の境地に到達するために、その途上において必要とされるものなのである。人が《物語》を生きようとするとき、それが何の構成も持たず、とらえどころのない茫漠としたものになっていては、具体的に何をして生きればよいのか、見当もつかないであろう。人が《物語》を生きようと思えば、それは何らかの〈形〉を備えていなければならない。〈筋立て（プロット）〉は、この〈形〉を与えて《物語》を可能にするものにほかならない。

ギリシャ悲劇においても、主人公をはじめとする様々な登場人物が設定され、そのはなばなしい活躍が描かれる。こうした「アポロン的なもの」が構成される過程には、「まるで機織台にかかった織物が梭《ひ》の上下につれてでき上がって行くのを見るような趣き[34]」がある。

だが、悲劇がこのような織物によって成り立っているように見えるのは、見かけのことにすぎない。「そのドラマは全体として、いっさいのアポロン的芸術作用の彼岸にある一つの作用を達成している[35]」とニーチェは言う。「アポロン的なもの」は、それを超え出てその先にあるものを、すでに自ずと指し示しているというのである。それは、われわれを陶酔させ惑溺させる効果であり、それは再三述べてきたように「ディオニュソス的なもの」にほかならない。〈筋立て（プロット）〉は、そこに至るためにやむをえず必要とされる〈仮象（Schein）〉にすぎないのである。

死を近くに控える人は、たしかに自分の人生を筋立て（プロット）としてとらえ、それを完成させるために残された時間を生きようとする。だが見られてきたように、こうした人は、この〈仮象〉の段階を自ずと超え出て「ディオニュソス的なもの」に到達し、自然や世界のもつ美に耽溺する境地に至る。『悲劇の誕生』の中でニーチェは「生存と世界は美的現象（ästhetisches Phänomen）としてのみ是認される[36]」という命題を繰り返し提示しており、ニーチェの洞察が終末期にある人の境地と合致していることが、再度確かめられる。

## 八　《物語》を踏まえた終末期医療の体制

われわれが《物語》について見たことに突き合わせながら、ここでトルストイとフランクルの主張にもう一度に簡略な検討を加えて、終末期医療に関するわれわれの考えにまとめをつけることを試みたい。

トルストイの主張は、自分のことをもはや顧みずに人の幸福のために生きるときに、かえって人間は救われて幸福になれるということであった。このように《愛》の感情に生きることができるとき、人間は納得して死んでいくことができるとトルストイは言っていた。またフランクルも、自分以外の人を愛するとき、人間は人生の意味を見出すことができると言い、こうした意味を「体験価値」の一つとして挙げていた。

がんで逝かなければならなかった人の体験記等を読むと分かることであるが、死を近くに控えた人で、「人のために生きる」「人の役に立つ生き方をする」という筋立て（プロット）を生きようとする人は大変に多い。統計があるわけではないが、自分の死を意識する人の圧倒的多数がこのような生き方を望むとさえ言えるかもしれない。トルストイの説の正鵠さが、この点でも確かめられる。《愛》に生き、自分を棄てて人に尽くそうとして救いを得、死を受け容れることができる人は、実際に非常に多いだろうと推測される。《愛》は〈筋立て（プロット）〉の構成に非常に頻繁に、非常に深く関わるものにほかならない。

ただ同時にわれわれは、このことがニーチェの言う「アポロン的なもの」の段階に当たることを再度指摘しなければならない。このような筋立てを生きることができる人は、やがてこの段階を自ずと越え出て、「ディオニュソス的なもの」の段階に到達する。そこで人は自然や世界の情景や雰囲気、印象や気分を味わい直し、自分の人生を噛みしめる。このことは、フランクルが自然や芸術の美について述べていたことと重なる。自然や芸術の美に心を打たれるとき、われわれは自分の人生に意味を感じることができるとフランクルは述べており、こうした意味を「体験価値」の一つとして挙げていた。この価値が《物語》の最終段階に来るものであることを、われわれは知ることができる。

こうしたことを知ったわれわれとしては、病院等における終末期医療のあり方に関して、次の二つのことを提言することができると思われる。第一には、終末期医療においては、患者の話を聞く役割の人が必要になるということである。見られてきたように、死を近くに控えている人は、自分の人生を《物語》として構成し直し、その締め括りを生きようとする。周囲にいる人は、聞き役になってその人が《物語る》のに付き添い、患者が自らの《物語》を紡ぐのを促すことが必要になる。こうした役割は身内や友人が果たすことのできるものではあるが、同時に、医療施設がカウンセラー的な人を常駐させて、こうしたことを常時可能とするような体制が望まれる。こうしたことが実現するように医療改革を進めることを提言したい。

そして第二の点は、終末期医療が、自然や芸術を患者が味わうことができるようなものになる必要があるということである。終末期医療は、医師が淡々と処置をするような無味乾燥なものであってはならない。病院やホスピス等の施設が豊かな自然に取り囲まれ、施設内で絵画や工芸作品に接することができることや、コンサート等が開かれて音楽を楽しむことができるようになっていることは、実は非常に重要なことである。がんで亡くなる人がこれだけ多い今日、こうしたことを軽視しないで終末期医療を充実させるような医療改革が行われるべきだとわれわれは考える。

# 第六章　脳死の問題

本章と次章では、前章までと趣きを大きく変えて、今日よく話題とされる生命倫理学のテーマについて考える。本章では脳死の問題を、次章では尊厳死（安楽死）の問題を検討する。どちらも終末期医療に関する典型的なテーマで、しばしば論議の対象となってきたものである。終末期に関わるこれらの問題は、やはり大変に悩ましいものであり、正しい判断を下すのが非常に難しい。生命倫理学のテーマが非常に多様に存在する中で、特にこの二つを取り上げるのは、日本に今日、これらの問題をめぐって非常に危うい状況があるように見受けられるからである。日本では脳死に関して顕著に誤った仕方で法律が改定され、また尊厳死（安楽死）に関しても間違った方向に法制化が進もうとしている。本章と次章でわれわれは、終末期医療に関して日本が誤った道を進もうとしている現状を確認することになるであろう。

本章では脳死の問題について考える。近年得られた知見によれば、脳死の人を死んでいると見なすことには大きな無理があり、脳死の人からの臓器移植は控えられるべきであることが明らかになっている。ところが日本では、この状況に逆行する方向に法律が変えられ、諸外国と同様に脳死の人からの臓器移植が行われるようになった。

後述するように、日本では特殊な事情があったために、脳死の問題の検討にとりかかるのが長い間ためらわれ、先進国の中では例外的に臓器移植が進まなかった。ただ、このことには幸運な面があった。日本では、脳死からの臓器移植になかなか踏み切ることができず、世界でほかに例を見ないほど多くの論議が交わされたために、脳死に関する知見や認識が大いに深められたのである。

このような事情から、一九九七年に成立した最初の「臓器の移植に関する法律」（以下「臓器移植法」と記す）では、脳死の人からの臓器移植が認められたものの、大きな制約が課されたため、該当するケースはかなり少数にとどまった。ところが、その後の経過は、日本に特有の経験を活かさないものになってしまった。二〇〇九年に臓器移植法が改定され、諸外国と同じように脳死の人からの臓器移植が行われるようになったからである。現在日本では、脳死は人の死と見なされており、本人が積極的な拒否の意思表示をしておかない限り、家族の同意だけで脳死の人から臓器を摘出することが認められている。欧米先進国では、脳死に関する知見が深化するのに従って、むしろ近年、脳死を人の死とみる見方を疑問視する傾向が強まっているのに、日本ではそれと逆の方向に進む動きがとられたのである。

本章でわれわれは、日本では脳死に関して、顕著にねじれた奇妙な状況があることを見ることになるであろう。終末期医療の問題がいかに難しいものであるかを、われわれはあらためて確認することになる。

## 一　「脳死」とは何か

まず「脳死」とはどのような状態のことかを、簡単に見ておかなければならない。誤解を除くための話から始めることにしよう。人間が死に至ったと見なされるのは、今日でもほとんどの場合、心臓が停止したときである（心臓死）。心臓が止まれば全身への血流が停止するため、養分や酸素が届かなくなって、ほどなくして人間の体全体が滅びることになる。このとき脳にも血液が回らなくなるため、脳も死ぬ（脳死）。ほとんどの場合、脳死は心臓死の後に来る。だが、死を迎える人の一パーセント弱の割合で、脳死が心臓死に先立つ場合がある。脳内出血や脳梗塞などの病気を発症したり、事故で頭を強打するなどして脳が決定的な損傷を受ける場合である。このような場合には、心臓が停止するよりも前に脳の働きが失われるわけである。この場合にも、そのまま放置すれば程なくして自発呼吸がなくなり、心停止を迎えることになる。

ところが一九五〇年代以降、蘇生術や延命治療の技術が発達するのに伴って、脳死が心臓死に先立つ場合に、心臓の拍動を維持することが可能になっていった。中でも人工呼吸器（レスピレーター）の発明は決定的なきっかけとなった。人工呼吸器は、気管にチューブを挿入して、肺の中の空気と外気との交換を機械によって行う装置である。脳の呼吸中枢が機能しなくなっても、肺そのものが持つガス交換のメカニズムが壊れていない限り、人為的に空気を交換することによって、肺を通して体内に酸素を送り込むことができる。そしてこのことによって、脳機能が失われても心臓の活動を維持することができる。心臓には脳の中枢に依存しない自働性が備わっているため、肺を通して酸素を供給すれば、心臓は脳の働きから独立して動き続けることができるからである。このような仕組みを通して、今日、人工呼吸器につなげることによって、脳が活動を停止してからも、ある程度の期間、人為的に心臓を動かし続けることが可能になっている。

このような医療技術の進歩に伴って、心臓は動いているが生きていることが疑われるような状態、脳がもはや働いていないのではないかと思われるような状態が見出されるようになり、「脳死」と呼ばれるようになっていった。「脳死」はまだわれわれに馴染みの薄い現象であり、それを正しく理解している人は今でも実際のところ非常に少ないと思われる。「脳死」については、それがどのような状態のものであるか、正しく知ることがまず肝要である。

脳死の人には人工呼吸器がつながれており、さらにそれ以外にも栄養補給用の管をはじめとして様々なチューブが通っていること、そのため、多くの場合に集中治療室（ＩＣＵ）にいることを、われわれは知らなければならない。

この状態は、「植物状態」とも異なる。植物状態の人には脳の機能がまだ残っているため、自発呼吸が可能で、外からの刺戟に反応するなど、生きている徴表が見られる。「脳死」とはこれよりもさらに昏睡が進んだ状態で、もはや〝何も思わないし何も感じない〟と考えられる。この状態にまで至れば、人間として生きていると言えるのか、疑問が生じるのは自然なことであろう。

この状態をはじめて表したのは、フランスの神経内科医であるモラレとグロンが一九五九年に〝coma dépassé〟と呼んだものであった。「超昏睡」とか「行き過ぎた昏睡」のように訳される言葉である。その後一九六七年に、南アフリカで世界初の心臓移植手術が行われて世界を驚かせ、翌六八年には、アメリカのハーヴァード大学で「不可逆的昏睡（irreversible coma）」の定義と判定基準が発表されている。「脳死（brain death）」という言葉が使われるようになったのはこの頃からのようである。

右のような経緯からも窺われるように、「脳死」は臓器移植との関わりでクローズアップされるようになった現象にほかならない。移植医療が進歩してゆく中で、脳死の人の臓器を移植に役立てることが望まれるようになっていったのである。脳が働いていない人は、もはや何も思わず何も感じないと考えるのが普通であろう。であれば、そのような人の臓器を摘出して、難病に苦しむ人を助けるために移植することはできないかと考えられていったのである。

## 二　日本における脳死論議
### ――二つの段階――

では、日本では脳死がどのように受け止められ、どのような論議が行われたか、簡略に見てゆくことにしよう。

日本では一九六九年というかなり早い時期に、札幌医大の和田寿郎医師が心臓移植手術を実施したが、明らかな失敗に終わって大きな問題となった。脳死ではない人を無理やり脳死と判定して死なせ、さらに必要のない移植手術をして患者を死なせた疑いが強く持たれた。

このような出来事があったために、日本では脳死を論議のテーマにすることがためらわれ、臓器移植の検討も諸外国に比べて大きく後れた。厚生省によって「脳死に関する研究班」が組織されたのは、ようやく一九八三年のことで、脳死を診断するための判定基準が発表されたのは一九八五年のことであった。この基準はよく、研究班長であった竹内一夫杏林大学教授の名前をとって「竹内基準」と呼ばれる。それは、一、深昏睡、二、自発呼吸の喪失、三、瞳孔の固定、四、脳幹反射（対光反射、角膜反射、毛様脊髄反射、眼球頭反射、前庭反射、咽頭反射、咳反射）の喪失、五、平坦脳波、六、以上の状態の六時間の継続[1]、という六つの事項を確かめるというものであった。

日本における脳死論議では、最初この「竹内基準」の是非をめぐって論争が生じた。著名なジャーナリストである立花隆は、「脳死」という現象を綿密に調べあげた上で、竹内基準を不十分なものとして批判し、強力な論戦を繰り広げた。竹内基準では、清明な内的意識をまだもっている人を死者と見なして、そこから臓器を取り出してしまう恐れがあると立花は主張した。日本では一九八〇年代後半から九〇年代初頭にかけて、この論争を基軸として脳死論議が沸騰した。日本の脳死論議の第一段階は、「竹内基準　対　立花隆」という論争の形をとって現れた[2]。

誤解しないように注意しなければならないが、立花は脳死の人からの臓器移植に反対しているわけではない。脳が働きを失い、意識活動がなくなったならば、人間はもはや生きているとは言えず、それゆえその人から臓器を取り出してもよいと立花は考えている。ただその場合、脳死判定に万に一つでも誤りがあってはならないと考え、判定基準に厳しい注文をつけたのである。立花の主張も和田移植事件を念頭に置いていた。脳死の人からの臓器移植を行うにしても、誤りを徹底的に避ける姿勢をとらなければならないと立花は主張したのである。「竹内基準　対　立花隆」という形の脳死論争においてテーマとなったのは、何と言っても〝早すぎる脳死〟の問題であった。

この論争の後に、日本では一九九七年に「臓器移植法」が成立し、脳死の人からの臓器移植が合法化された。事前に臓器提供の意思表示がある場合に限って脳死を人の死として認めるという、かなり変則的な条件を伴うものであった。「竹内基準」は変更されずに判定基準として確定した。それから一年半ほどたった一九九九年の二月に、日本ではじめて脳死の人からの臓器摘出手術が実施された。くも膜下出血で高知赤十字病院に搬送された患者が脳死と診断され、本人の事前の意思に従って臓器が取り出された。

この日本の初例は多くの疑問を残して、脳死論議が再燃するきっかけを作った。判定手順のミスをはじめとして、様々な問題があったことが後から明らかとなったためである。また、一九九七年の臓器移植法では三年後に見直しの検討をすることが約束されていたこともあって、二〇〇〇年前後に脳死論議が再び沸騰する状況が生まれた。臓器移植に賛成の陣営も反対の陣営も、ともに議論を活発化させることになった。

この世紀の変わり目に始まった論議は、先の「竹内基準　対　立花隆」の論争とは根本的に性格の異なるものであり、新たな段階の脳死論議を形成してゆくことになった。そこでは、個々の判定項目とか、判定が早すぎるかどうかといった部分的なことが問題になるのではなく、「脳死」と呼ばれる現象をそもそもどう理解するべきかがあらためて問題化され、自明視されていた最も基本的な前提が疑問に付された。すなわち、脳が死にきってもある種の意識活動が残るのではないか、痛みを感じるのではないかといった、それまで検討が必要だと思われなかった問題が問い直されていったのである。それまであまり注目されなかった事実に光が当てられたり、新しい事実がいくつも発見されていったためである。二一世紀になって注目されるようになった事実は、脳死を人の死と見る立場にとっては非常に不利なものであり、脳死の人から臓器を切り出すことが大変におぞましい行為であることを示すものであった。その具体的な内容については次節以降で見ることにして、この新たな段階の論議を経て、日本ではどのようなことが帰結したかを、先に確かめておくことにしよう。

先にも触れたが、驚くべきことに日本では、二〇〇九年の法改定によって、脳死は一律に人の死として定められ、そこからの臓器移植はさらに拡大推進されてゆくことになった。積極的拒否以外には本人の意思は顧慮されず、家族の同意のみに基づいて臓器移植を行うことが認められることになった。新たに得られた知見にまったく逆行する方向に法律が変えられた。国会における決定が現実にはいかに奇妙なものであるかが知られることになった。

以下本章では、脳死の問題について考えるために、二一世紀になってからの論議の内容に限定して検討することにしたい。この第二の段階で論議された内容が根本的な事象に関わっているのに比べれば、第一の段階で論争のテーマとなった問題は瑣末なもので、ここで見返す必要を感じさせないからである。

## 三　高知における初例

ともあれまず、論議の大きなきっかけとなった、高知の初例について見てゆくことにしよう。一九九九年二月、高知県在住の女性がくも膜下出血を発症して救急車で搬送され、高知赤十字病院で脳死と判定された。女性はあらかじめ臓器提供の意思を明らかにしており、家族も同意したため、臓器が摘出されて移植に用いられていくことになった。臓器がクーラーボックスに入れられ、全国の数カ所の病院に空輸される様子は、テレビでも大きく放映された。その後この初例に関する検証が行われたところ、様々な問題を含んでいたことが明るみに出されることになった。大々的な報道の対象とはならず、今日でも必ずしもよく知られたものになっていないが、非常に重要な問題ばかりである。これらの問題については、高知新聞社の取材班が綿密に取材して全容を明らかにしている(3)。それらの中で特に重要だと思われる問題を、次に項目立てながら見てゆくことにしよう。

## (1) 脳波測定の不備

脳死判定は、臨床的判定と法的判定がそれぞれ二回ずつ行われる。高知赤十字病院の初例においては、第一回目の臨床的脳死判定で脳波が平坦であることが確認されたが、このとき脳波計の感度が竹内基準で定められているよりも弱かったことが、後に明らかになった。もっと高い感度で測定していれば、脳波がまだ検知されたかもしれない可能性が残ってしまった。また第一回目の法的脳死判定のときには、脳波計がなかなか届かず、また二人の検査技師になかなか連絡がとれなかったために、脳波測定をすみやかに開始できなかったという失態が演じられている。このため判定事項の順番を取り違え、脳波測定よりも前に無呼吸テストを実施するという間違いも犯されている。

これらの間違いについては後に「手順ミスにすぎなかった」という釈明がなされているが、次に見るように「無呼吸テスト」は脳死を最終的に確かめるためのものであり、患者が大きなダメージを被る恐れのある検査である。このような検査を脳波判定よりも先に行ってしまったことは、単なる手順ミスと言うだけで片づけられるものではない。

### (2) 無呼吸テストの不備

「無呼吸テスト」は、人工呼吸器のスイッチを切って、患者が自力で呼吸できるかどうかを確かめる検査である。そもそも患者が自力呼吸の働きを失っている恐れがあるために人工呼吸器につなげているのだから、人工呼吸器をはずしてしまうことは患者を本当に死なせることになりかねない。このような危険なテストであるため、判定の最後に実施されることになっている。

安全のためにあらかじめ十分な酸素を吸収させた上で血中の炭酸ガス濃度を高め、患者の脳幹内にある中枢がそれに反応して呼吸活動を生じさせるかどうかを、このテストで調べる。血中の炭酸ガス濃度を高めることは、血液を酸性化して人体にダメージを与えることが考えられるため、竹内基準ではその上限が八〇水銀柱ミリメートルに定められている。ところが高知の初例では、この上限が超えられていたことが後に分かっている。このことも、無呼吸テストのもつ危険性を考えれば、ささいなミスとして片づけられないことである。しかも高知の初例においては、無呼吸テストが都合五回も実施されている。臨床的脳死判定では無呼吸テストは義務づけられていないから、このうち三回はしなくてもよかったことになる。

### (3) 薬物中毒に関する問題

脳死を判定する場合には、薬物の働きが残っていないことを確かめることが必要になる。薬物の働きによって、脳死でないにもかかわらず脳死と同様の状態になることがあるからである。もちろんこの場合には、薬物の作用が無くなれば回復する。

ところが高知の初例においては、この点について重大な落ち度があったことが判明している。当該の女性患者は、病院に運び込まれた日から、全身の痙攣を抑えるために「ディアゼパム」と「フェノバルビタール」という神経抑制剤の投与を受けている。ディアゼパムの投与は初日だけであったが、フェノバルビタールは二日目、三日目にも投与されている。どちらも非常に長い時間にわたって作用する薬物であり、当該患者が脳死判定を受けた時にまだ影響を残していたことが後に明らかになっている。高知の初例の患者は、薬物中毒の状態にありながら脳死と判定されてしまったのである。明らかな誤りが犯されている。

高知の初例において脳死判定が正しく行われなかったことは、すでに明白である。記者会見の席上で竹内一夫班長は、フェノバルビタールの投与量は少ないものにすぎず、影響は残っていなかったと述べたが、その判断根拠は明らかにされていない。

## （4）臓器摘出時の血圧上昇と頻脈

そして最大の問題は、臓器摘出手術のときに起こっている。執刀を始めたところ、患者の脈拍が急に速くなり、また手術前には一二〇だった血圧が一四〇～五〇に急上昇したのである。通常の手術では、この現象は患者が強い痛みを感じていることを示すものと見なされる。急遽全身麻酔が施され、血圧がコントロールされた。

このことは、脳死という現象についてもう一度はじめから考え直すことを迫る、重大で決定的な現象にほかならない。脳死の人が痛みを感じることが、かなり考えられることを意味するからである。いまさら指摘するまでもなく、「脳死」とは人間の脳のすべてが死んだ状態のことであり、脳死の人が何も思わず何も感じないことは自明のことと考えられてきた。ところが、この自明の前提の再検証が必要になったわけである。脳死という現象を理解することがいかに難しいかが、あらためて分かるであろう。

執刀時に脈拍数と血圧が急上昇するのは、脊髄反射によるものだとする説もあり、そうだとすればたしかに脳死とは矛盾しない現象である。だがそうだとしても、激痛を感じていることが考えられる人の身体にメスを入れることは、許されないことではないだろうか。

以上に挙げた以外にも、ほかの治療を考慮に入れずに脳死判定を急ぎすぎたのではないかという疑念も生じている。高知における日本初の事例は、脳死からの臓器移植が本当に正しく行われたかどうかに関して、非常に大きな疑いを残すものになった。また、実際の脳死判定の作業には現場的にかなり煩雑なものが絡まりついてくること、そのため判定基準を順守することが実際にはかなり難しいという現実も明らかになった。脳死判定は口で言うほど簡単で明瞭なものではないのである。このような実態が明るみに出たことが呼び水になって、日本の脳死論議はその後もう一度活発なものになっていく。

## 四　二一世紀の脳死論議

高知の初例について見られたことからもすでに明らかなように、二一世紀に入ってからの脳死論議は、「竹内基準 対 立花隆」のように、判定基準の個々の項目に関するものではなく、そもそも脳死を正しく判定することは実際にできるのか、脳死の人は痛みを感じないのかといった、より根本的な問題をめぐるものとなった。そこでは、「脳死」という現象を見るときの最も基本的な前提を点検し直し、「脳死」に対する見方を根本から変える必要がないのかどうかが問題になった。論議された内容は、二〇〇四年に小松美彦が著した『脳死・臓器移植の本当の話』（PHP新書）という書物にほとんど余すところなくまとめられている。次にわれわれは同書で解説されている事柄を中心にして、近年脳死に関して明らかになった事象を見てゆくことにしたい。重要だと思われるものから項目立てて挙げることにしよう。

何と言っても衝撃的なのは、脳死の人が動くという事実である。われわれの多くは常識的に、脳死の人は体をまったく動かさないといつの間にか考えているであろう。だが実際には、脳死の人の実に七五パーセントが体の動きを見せるという。

## （1）ラザロ徴候

最も顕著なのは「ラザロ徴候」と呼ばれるものである。二八歳の脳死患者について見られた動きとして、一九八二年に報告されたものを次に挙げておこう。その脳死患者は、脳死判定から一五時間後に、まず四肢が伸張したのに続いて、左足がベッドから自然に持ち上がり、両腕もおよそ四五度まで上がった。そして、両手を合わせて祈るような動作をして、指を握りしめた。その後、両手は離れて胴体の横へと戻った。この間、両足は交互に動き、まるで歩いているかのようだった。こうした運動は自発的に四日間続き、刺激を与えるとさらに五日間起こったという。この動きは、キリストの死後に復活させられたとされる人物の名をとって「ラザロ徴候（Lazarus sign）」と名づけられた。胸の上で手を合わせて祈るような動作があることから、このように命名されたようである。「ラザロ兆候」は、日本のテレビで報道されたこともあるし、今日でもインターネットで動画を見ることができる。私もパソコンの画面で見てみたが、その動きはかなり大きくスムーズなもので、眠っている人が見せるのにかなり似ているように見えた。とても死んでいるようには見えない。

また、このラザロ徴候以外にも、非常に多くの脳死者が、刺激を与えられるとゆっくりとした首の運動をするなど、様々な動きを見せることが報告されている。中には、ベッドから飛び上がるほどの大きな運動をするケースすらあったという。(4) これらはすべて、脳死判定基準を満たした人について見られるものである。

これらの事実は医師の間では知られていたようであるが、ほとんど誰も問題にしてこなかった。これだけ大きな事実が長い間話題に上らなかったことは非常に不思議であるが、それは、これらの運動が脊髄反射と考えられたために問題とされなかったことと、刺激が強すぎるとして脳死者の家族の目に触れないようにされてきたことによるようである。(5) だが仮に脊髄反射にすぎないとしても、これほど大きな動きを見せる人を死人と見なすことには大きな無理があるのではないだろうか。

## (2) 臓器摘出のときの激痛

臓器摘出手術の執刀時に、多くの場合、脳死者の脈拍が速くなって血圧が急上昇すること、そのため全身麻酔が施されること等は、すでに見た通りである。それどころか、脳死の人が暴れ出すことすらあることが明らかになっている。小松が紹介しているインタビュー談話をここでも引用しておこう。次に挙げるのは、イギリスのある麻酔医がインタビューに応じて答えた話である。

看護師たちは本当に動揺していますよ。〔脳死者に〕メスを入れた途端、脈拍と血圧が急上昇するんですから。そしてそのまま何もしなければ、患者は動き出し、のたうち回りはじめます。摘出手術どころじゃないんです。ですから、移植医は私たち麻酔医に決まってこう言います。ドナー患者に麻酔をかけてくれ、と。(6)

身の毛がよだつほどおぞましい話ではないだろうか。

脳死の人から臓器移植を行おうとすれば、摘出手術のときに脳死者が痛みを感じるかどうかは、最初に問題にされなければならなかったはずである。だが、痛みがないことは自明だと思われてきたためか、実際にはこのことが問題にされることはなく、高知の初例がきっかけになって、日本でもようやく検討されるようになった。この後、ある医師が欧米の状況を調査して、欧米でも高知の場合と同様に、摘出手術の際に全身麻酔が施されていることを報告している。(7) 脳死者が痛みを感じているという推測は、臓器移植の件数が増えるのに比例して強まっている。痛みを感じると考えられる人の体にメスを入れて臓器を取り出そうとすることは、やはり許されないことではないだろうか。

脈拍や血圧の変化は、脊髄反射なのか脳幹の反応によるものなのか、まだはっきり分かっていないようである。だがラザロ徴候について同様、たとえ脊髄反射にすぎないとしても、これだけはっきりした反応を見せる人を死んでいると見なすことはできないのではないか。

### (3) 長期脳死

脳に依存しないで心臓が動き続ける状態を、人工的にどれくらいの期間維持することができるのかは、書物によって解説が異なる点である。大多数の場合に数日で心停止を迎えるのは確かなようであるが、さらに心臓が動き続けるケースについては、「長くとも一週間」と書いてある本もあれば、「一〇日」「二週間」「一カ月」のように書いてある本もある。脳死の人を人工呼吸器につなげた後どのくらいもたせることができるのかは、はっきりしないことのようである。

二一世紀になって、かなり長い期間心臓の動きを続ける脳死者のケースが注目されるようになった。このような現象は今日「長期脳死」と呼ばれるようになっている。これについて調査した代表的な研究者は、ロサンゼルスの小児神経科医アラン・シューモンである。シューモンによれば、脳死と見られる一万二〇〇〇件あまりの事例を調べたところ、八〇人の心臓が二週間以上動き続けていたことが判明したという(8)。決して少ないとは言えない数である。また、さらにそのうち四四人について四週間以上、二〇人について二カ月以上、七人について六カ月以上、四人について一年以上にわたって心臓が動き続けたという。

これまで分かっているところでは、最長の記録として二一年という期間が報告されている(9)。T・Kという名の脳死患者は、四歳のとき脳膜炎を発症して、その日のうちに脳死と診断された。「九日以内に死ぬだろう」という医師の宣告に反してT・Kは生き延び、自宅で療養生活を続けたという。体重は一五キログラムから六〇キログラム以上にまで増え、身長は一五〇cm以上にまで伸びた。また性的な成熟も示したという。

T・Kは、リハビリセンターで一人にされていた時には状態が悪化するばかりで、反応も少なくなっていったが、自宅に戻って母親の介護を受けたようになったところ次第に反応が戻り、母親や好きなテレビ番組に向かって顔を傾けるようになったという。また笑うことこそないが、眉が動く、顔が紅潮する、体が硬くなる、手が震える等の動きによって表情を表すという[10]。

「長期脳死」は、T・Kの場合のように幼児に多く見られる現象で、未解明のことが多いようである。右のような表情の変化は、家族（母親）が感情移入しながら想像していることのようでもあり、何かの錯覚のようにも思えるであろう。だが、後に見ることになるが、これは決してそのような単純なものではない。長期脳死の事例は日本でも報告されており、二〇〇九年には、中村暁美『長期脳死――娘、有里と生きた一年九カ月――』と西村理佐『ほのさんのいのちを知って――長期脳死の愛娘とバラ色在宅生活――』という家族の手記が出版されている。臓器移植法の改定が迫っていることに危機感を覚え、傍らに付き添う家族の目から見て「脳死」がどのようなものであるかを知らせたいという願いから書かれたものと思われる。どちらの本にも興味深い現象が様々に記されており、脳死について考えるための重要な手がかりを与えている。主としてこれらの手記に見られる内容に基づいて、「長期脳死」という現象から分かってきた事柄を、次に別の項目にして挙げてゆくことにしたい。

## （4）血圧の変化

臓器摘出手術の執刀時に血圧が急上昇することはすでに見たが、この場合に限らず、血圧の変化は脳死の人の状態を表す重要な徴表になっていると考えられる。二歳八カ月のとき、原因不明の急性脳症のために突然脳死状態に陥った中村有里は、その後一年九カ月間にわたって心臓の動きを続けた。状態が悪くなる一方だった時期に、仲のよかった三人の兄たちが手を握ったり体をさすったりしながら話しかけたところ、下がるばかりだった血圧が少しずつ上がり始めたという(11)。

ノンフィクション作家である柳田邦男の息子が、自殺を図って脳死になったことは、先にも述べた。そこでも血圧が上昇する現象が見られて、関係者の注意を引いているので、触れておくことにしよう。柳田の次男は、心停止の状態で病院に搬送され、治療によって心臓の活動を蘇生させることはできたが、脳への血流が長い時間途絶えたために意識活動は回復せず、脳死と診断された。脳死と判定されてからは昇圧剤の投与を停止していたにもかかわらず、家族が傍らに来るとなぜか血圧が上がったという(12)。

血圧の上昇は血流が活発になったことを示すものであり、生命活動の活発化を表していると考えられる。外への反応が見られないだけで、意識状態が上向いたことも十分考えられるであろう。このように、脳死の人が意識活動を保っていることを推測させる現象が、近年様々に報告されている。

### (5) 体が話しかけてくる

次に見るのは、脳死の人が何かを言っているように感じられるという現象である。脳死の人が文字どおり声を出して話すということは、もちろんありえない。そのため、一見奇妙で理解しにくい現象であるが、これもまた体験者が共通して記していることである。中村有里の母親が述べているところを次に見てみよう。

「有里、髪の毛を切ろう!」

有里の返事を聞くまでもなく、看護師さんに相談していました。結局、有里を椅子に座らせて、新聞紙を敷きつめ、そこで切ることになりました。

あの時の不安そうな有里の顔が忘れられません。

…（中略）…

ビニールを体に巻き、切った髪が首から服の中に入らないようしっかりガードして、さあ散髪開始です。有里の頭を看護師さんに支えてもらい、鏡を見ながら少しずつ切っていきました。

「有里、こんな感じでいかがですか？」

「ちょっと納得できないけど、我慢するよ。ママ、ありがとう」

そんな、小さな声がきこえました。(13)

母親が感情移入しているにすぎないようにも思えるであろう。取るに足らないことだと考えるのが普通であろうが、柳田が次のように述べているのを見ると、決してそのような単純なものではないことが分かる。

賢一郎〔柳田の長男、洋二郎の兄――引用者〕がいった。

「毎日ずっと洋二郎の側に付き添っていると、脳の機能が低下しているといっても、体が話しかけてくるんだなあ。全身でね」

賢一郎もそう感じているのかと、私はうれしい気になった。

「ぼくもそう感じるよ。言葉はしゃべらなくても、体が会話してくれる。不思議な気持ちだね」(14)

私と賢一郎がそれぞれに洋二郎にあれこれ言葉をかけると、洋二郎は脳死状態に入っているのに、いままでと同じように体で答えてくれる。それは、まったく不思議な感覚だった。おそらく喜びや悲しみを共有してきた家族でなければわからない感覚だろう[15]。

脳死の人に実際に付き添う体験をしてみなければ分からない、独特の様子のものであると思われる。二一年間脳死状態で生き続けたT・Kの母親が述べていたことも、決して笑うべきものでないことが分かるであろう。脳死の人は、家族の目からすれば、話をする存在なのである。このような人から臓器を取り出そうとすることは、当然、家族にとっては非常に耐えがたいことである。家族にしてみれば、「脳死になりました。死んだのと同じ状態です。ついては臓器を摘出します」と言われて、「わかりました。臓器移植に同意いたします」と即答することなどできないのである。中村暁美には、有里が「私は一生懸命生きていたよ」、「脳死は死ではないよ」と大きな声で話すのが聞こえたという[16]。

傍らに付き添う家族の目から見て、脳死の人からの臓器移植には非常に大きな無理があることが、近年明らかになっているのである。

## （6）脳死からの生還

脳死と判定された状態ないしはそれに近い状態から回復を果たしたケースが、いくつか報告されている。ここでは、二〇〇八年にアメリカであったケースを挙げておくことしよう。

ザック・ダンラップという二一歳の青年は、バイク事故の後に脳死と判定されながら、その後そこから社会復帰を果たしている。臓器摘出の準備が進められたが、家族の判断で中止されたという。この間ダンラップは、自分に対して死亡診断が下されたことや臓器摘出が準備されていた状況をはっきり理解していたという。ダンラップはこのときの極限の恐怖を外に表すことができないだけだったのである。[17] 繰り返すが、「脳死」とはっきり判定されたケースについて生じたことである。脳死と判定されて臓器を摘出された人で、同様の経験をした人は少なからず存在したと考えられる。背筋が凍りつくほどおぞましい話ではないだろうか。

## 五　今日の状況

二一世紀における脳死論議の内容を見れば、脳死の人を死んでいると見なしてそこから臓器を取り出そうとすることに無理があることは、まったく明らかである。ところがすでに述べたように、現実にはこのことにまったく逆行する仕方で臓器移植法が改定された。本人が積極的な拒否の意思表示をしていない限り、家族の承諾だけで脳死の人の臓器を利用することが認められた。またこのことに伴って、旧法では認められていなかった一五歳未満の脳死者からの臓器移植が、親の同意のもとで行われることになった。

もはや詳述するまでもなく、新しい臓器移植法は、脳死に関する正しい理解に基づいて成立したものではない。それは、脳死からの臓器移植を推進していこうとする国会議員たちの働きによって実現したものである。改定のために国会で審議された時間は合計でわずか一六時間にすぎず、脳死と臓器移植に関して議論が尽くされた様子はない。[18] 近年明らかになってきた事実や現象に注意を払う姿勢が見られなかったどころか、森岡正博が報告しているところによれば、「長期脳死」という現象を何とかして隠蔽しようとする動きすらあったという。[19] また、小松を代表とする「生命倫理学会議」という団体が、近年の知見を盛り込んだ内容からなる声明文を発表し、国会での徹底審議を呼びかけたが、応じられることはなかった。[20] 事実を正しく見ようとする姿勢がとられることはなく、ともかく脳死からの臓器移植の実施件数を増やそうとする目論見が先走った結果、日本においては現在、本来得られるはずだったのと正反対の結果が生じてしまっている。まことに残念だと言う以外にない。

　和田移植事件が大きな疑惑を残したために、日本では脳死に関して議論が紛糾して臓器移植が進まず、「脳死と臓器移植」をめぐって様々な議論が提出され、様々な論争が交わされてきた。このため日本では脳死に関して、世界でほかに例を見ないほど考えが深められたと言うことができる。だがそれにもかかわらず、今日われわれが迎えている状況はこのことを活かさないものになっている。大変に遺憾であると同時に、恥ずべきことのようにも思う。今後正反対の方向に向けて法改正が行われなければならないはずである。

　朝日新聞が伝えているところによれば、二〇一〇年に新法が本格施行されてから、脳死からの臓器移植の件数は、それ以前の五―六倍にまで激増したとのことである。[21] 同時に他方で、子供の脳死者からの臓器移植は、親の同意がなかなか得られないために進んでいないことや、病院の態勢が整っていないために、臓器提供の申し出があっても応じられないケースがあることも報じられている。[22]「脳死と臓器移植」をめぐる日本の状況は、まだ混沌としたものを残していると言えよう。

　二〇一一年四月には、一五歳未満の脳死者からの臓器移植が日本ではじめて実施された。このような出来事が報じられるときに気づくのは、脳死からの臓器移植に関する報道は、それが結構なことであるかのような印象を与えてしまうということである。報道が偏向しているということではない。移植された直後の臓器が順調に働いていることが報じられたり、脳死者の家族の「最後に人の役に立つ大きな仕事をしてくれた」といった談話が伝えられたりするため、報道がどうしても「よいことが行われた」という論調のものになってしまうのである。

　だがわれわれは、報道が与えるこのような印象に影響されて判断を誤らないように注意しなければならない。その後『週刊文春』[23]は、臓器を提供したこの一五歳未満の少年が、自殺を企図した結果脳死となった疑いが強いことを報じている。脳死からの臓器移植が実施されたとき、メディアによる報道やわれわれの関心は、移植手術が成功したかどうかに集中してしまって、その人が脳死になってしまった事情に向かわなくなる傾向がある。そもそも人が脳死状態になることが悲しむべきこと、忌むべきことであるはずなのに、そのことがつい忘れられてしまうのである。だが「脳死」という現象に当たってまず考えられなければならないのは、脳死になった人、あるいは脳死になりそうな人を救うことのはずなのである。このあまりにも当たり前の事柄を、われわれはここでしっかり確認しなければならない。

また臓器移植については、移植直後の患者と臓器の状態を問題にするだけでは、もちろん足りない。移植直後だけではなく一年後や数年後、さらには一〇年後の患者の容体や臓器の働き具合を問題にしなければならないはずである。ところが、こういったことはまず報道の対象にならず、移植直後の状況に関する情報ばかりが氾濫するため、われわれは今日、移植医療の実態について正しい考えをもつことができなくなっている。

臓器移植がこれまでどれほど成功しているかについては、移植される臓器によって成績が大きく異なるため、述べるのが非常に難しい。腎臓の移植は比較的うまく行っているが、肺や心臓の移植については成績がはかばかしくないようである。(24) よく知られているように、人間の体には免疫の働きが備わっていて、自分の中に取り込めない異物が侵入してくると、人体はそれを殺そうとしたり外に追い出そうとしたりする。他人の臓器を植え込めば、人体はそれを除こうとして大変な拒絶反応を示す。この働きを抑える免疫抑制剤の開発が進んだのに伴って、臓器移植も推進されてきた。だが人体が本来もっている免疫力を抑えてしまえば、本来は感染しなくてすむはずの細菌に感染してしまう等の不都合が生じる。臓器を移植された人は、このことからくる苦難と終生闘わなければならない。当然のことながら、臓器移植によってすべてが解決するわけではないのである。

移植医療の成否や意義については、評価することが大変に難しい。臓器を移植された患者が一定期間生きることができても、移植しなかった場合にどれだけ生きることができたかは仮定の話にしかならないため、臓器を移植してよかったのかどうかは判定がつかない。また、生きている間どれくらいよい状態ですごすことができたかは、数値化することができないため、統計がとれない。この問題についてあえて大雑把な言い方をすれば、臓器移植はあまりよい結果を生んでいないということを、ここでは言っておきたい。次に見るのは一〇年以上も前の状況であるが、一つの目安にはなるであろう。

あるジャーナリストが移植専門医に取材したところによれば、臓器を移植されて長期間生きる患者は決して多いとは言えず、その上、長期間生きる人でも「ふつうの生活にもどれるのは三分の一くらいでしょう」とのことである。[25]また、心臓移植に限った話であるが、ある医師が述べているところでは、多くの患者は移植後ほどなくして死亡しているのが現実であるという。[26]生き続ける人でも、多くは健康というにはまったく程遠い状態で命をつないでおり、普通の生活が送れるまでになるケースはわずかにすぎないという。また普通の生活を送っている人でも、毎月一—二回の頻度で心臓の筋肉の一部を採取されて検査されなければならず、常時大変な苦痛と困難に満ちた生活を強いられている。[27]臓器移植の現実がこのような過酷なものであることを、われわれはよく知らなければならないであろう。このような現実は報道の対象にならず、ともすれば普通の生活を送れるようになった人ばかりが脚光を浴びてしまうが、このような傾向に抗して、移植医療の現実を正しく知るように努めなければならない。

また、脳死からの臓器移植の件数を増やしても、移植を求める患者たちのすべてを救うことができないことは、すでにはっきりしている。仮に脳死の人のすべてから臓器を摘出したとしても、臓器を求める人たちの数に追いつかないのである。「生命倫理学会議」が声明の中で主張しているように、例えば現在日本にいる二六万人の人工透析患者を脳死者からの腎臓移植によって救おうとするなら、交通事故等によって最低でも一三万人もの人が脳死になることが必要となる[28]（現在日本では、交通事故による死亡者の数は年間五〇〇〇人台である）。だが、これほど多くの人が病気や事故によって脳死になることが期待されるような社会は、異常だと言う以外にないであろう。

これらの現実を総合的に考慮すれば、移植医療の推進に賛同することはできないはずである。すべての臓器について同じように言うことはできないが、他人の臓器を当てにする移植医療は、基本的に控えられる方向に向かうべきだと私は考える。重篤な病気に苦しみ、一日千秋の思いで臓器移植を待ち望んでいる人たちがいることを思うと、このように言わねばならないのは大変つらく感じる。だが、その人たちが私の目の前にいる場合を想像してみても、やはり移植医療に走るべきではないと助言するように思う。移植医療の現実を正面から見て、諸々の事柄を総合的に考えあわせれば、内科的治療等によって善処を図るほうが正しいし、またずっと賢明だと思われる。

移植医療に関しては、近年、これまでとはまったく別の発想に基づく技術の進歩が見込まれている。言うまでもなく万能細胞（ｉＰＳ細胞）を用いた臓器再生技術のことである。二〇〇七年に京都大学の山中伸弥教授がヒトの細胞からｉＰＳ細胞を作製することに成功して以来、この方面における新たな発見や技術革新が、近年かまびすしいまでに報道されており、臓器再生技術は日進月歩の進捗を遂げている感がある。この技術が進み、自分の細胞を用いて望みの臓器を作り出すことができるようになれば、他人の臓器をあてにする必要がなくなり、拒絶反応の問題も格段に少なくてすむ。このようなクローン技術はもちろん、解決されるべき別の問題も生じさせるであろうが、差し当たってわれわれが見てきた問題を解決するために、開発が望まれるものである。

「脳死と臓器移植」の問題も、臓器再生医療の発達によって次第に解消されてゆくことが期待される。臓器移植法が廃止されるよりも、臓器再生医療の進展によって状況が変わり、「脳死」という現象が問題にならなくなることのほうが、よりありえることのように思われる。「脳死と臓器移植」の問題をめぐる状況は、今後このような外的な事象に影響されて変わってゆくのではないだろうか。本章で見られた問題がまったく時代遅れなものとなり、本章の内容が無意味なものとなることが、今後見込まれることであり、また期待されることにほかならない。

ともあれ本章では、人間の死の決定をめぐる難しさ、悩ましさについて見た。人間の死をどの時点で認めるか、死に臨もうとしている人の状態についてどのような見方をとるべきか、それにどのように応じるべきか、正しく考えるのは非常に難しい。人間の死の決定に関わる問題としては、「脳死」のほかに「尊厳死（安楽死）」の問題がある。この問題に関しても現在、日本では間違った道を進もうとしている兆候が見られる。これについて次章で見ることにしたい。

# 第七章　尊厳死（安楽死）問題の現況

本章で扱おうと思うのは、尊厳死（安楽死）の問題である。日本では現在、尊厳死（安楽死）の実施を法的に認められるものにしようとする動きが活発になっている。本章では、この動きが目指していることに問題がないのかどうかを検証する。いま日本で目指されている尊厳死（安楽死）の法制化の方向には問題があること、尊厳死（安楽死）はそれとは違う仕方で認められるべきであることを、本章では見ることになろう。

尊厳死（安楽死）の問題とは、大きな苦痛を味わいながら生き続けるより、穏やかに死んで楽になるほうを選ぶことはできないのか、という問題である。よく言われるように、英語で「安楽死」を意味する "euthanasia" という言葉は、ギリシャ語で「よい」を意味する "eu" という語と「死」を意味する "thanatos" という語に由来している。それは、人生の最期をできる限り快適なものにしたいという願望を表現する言葉にほかならない(1)。

本書で見てきたことからもすでに明らかなように、人がどのように最期を迎えるのがよいかということは、大変に悩ましい問題である。人は年齢とともに身体の働きが着実に衰えて病気がちになり、その果てに破滅（死）に至る。過酷な苦痛の後に死を迎えることも珍しくないという現実を知れば、多くの人が、自分の場合には最期をできる限り穏やかで苦痛のないものにしたいと願うのは当然のことであろう。

医療において、患者の命を救うことが最も重要な原則となることは言うまでもないが、時にはこの原則から離れて、患者に安らかに死を迎えさせることも医療行為として認められるべきではないかという考えが、次第に共有されるようになってきた。この考えは、決して無理なものではないし、特に今日では自然なものを感じさせるであろう。今日、延命するのが本当に正しいのか、かえって疑問となるケースや、いたずらに苦痛を長引かせているだけではないかと懸念されるケースが、以前よりもずっと頻繁に見かけられるようになっているからである。医療技術の大幅な進歩によって、かつてならば死ぬのにまかせる以外になかった患者を延命させることが、今日様々に可能になっている。実際にオランダやベルギー、アメリカのオレゴン州などでは、場合によっては患者に死を与えることが合法なものとして認められている。

そして日本でも現在、尊厳死（安楽死）を法的に認められるものにしようとする動きが活発化している。超党派の国会議員約一二〇人からなる「尊厳死法制化を考える議員連盟」が、国会に尊厳死（安楽死）容認に関する法律案を上程しようとする動きを見せている。本章では、日本でどのような論議が行われてきたか、日本がどのような道を進もうとしているかに特に注意しながら、尊厳死（安楽死）の問題を検討することにしたい。

## 一　過去の尊厳死（安楽死）事件

尊厳死（安楽死）について論じようと思えば、これまで実際にどのような事件があったかを見ることが不可欠の作業となる。本章でも、悩ましい事件をいくつか見てゆくことになるが、その前にここで、尊厳死（安楽死）事件に関する類型を整理して、分類をつけておくことを試みたい。というのは、このことによって、尊厳死（安楽死）について検討してゆくうえで有効な見通しを得ることができると考えられるからである。

これまであった尊厳死（安楽死）事件は、大きく見て次の二つのタイプに分類されてよいと思われる。

（A）植物状態等になって身体が動かないようなケース。もはや人間として尊厳をもって生きているとは言えないと家族が判断して、生命維持の中止を望む場合がある。また自分がこの状態になる場合を予想して、その場合には生命維持を中止するように、文書であらかじめ意思表示しておく人もいる。

（B）病気や事故の後遺症等からくる甚大な苦痛に終日悩まされて、本人が本気で死ぬことを望むケース。症状を回復させる方法も、苦痛を除去・軽減させる方法もないため、ほかにとれる手立てがない。見るにしのびない家族が、本人の希望をくんで死なせることを望む場合も多い。

この区分に当てはめながら、尊厳死（安楽死）事件としてこれまでどのようなものがあったか、いくつか主だったものを次に挙げることにしたい。

## （A）のタイプの事件

### ①カレン・クィンラン事件

一九七五年アメリカのニュージャージー州で、カレン・クィンランという二一歳の女性が、パーティーの際に酒と薬物をともに飲んだためか昏睡状態に陥り、やがて植物状態となった。カレンの両親は、娘の状態が人間としての尊厳をもった生とは言えないとして、人工呼吸器をはずして安らかに死なせることを求めた。医師はこれに同意しなかったため裁判となり、翌年ニュージャージー州最高裁判所が取りはずしを認めた。しかし意外なことに、カレンは自力呼吸をある程度回復して、その後九年間生き続けた。カレンを死なせるべきかどうかをめぐっては、全米を巻き込むようにして論議が沸騰した。

②東海大学付属病院事件

一九九一年四月、神奈川県の東海大学医学部付属病院で、多発性骨髄腫を患っていた男性患者に医師が塩化カリウムを注射して死なせた事件。事件当時、患者は昏睡状態にあり、介護していた妻や長男は、「もうやるだけのことはやった。苦しむ姿を見ていられない」と言って、点滴やカテーテルを抜いて死なせるように医師に迫った。当該医師は最初拒否していたが、家族の要請を断り切れずにカテーテルを抜いた。その後患者はいびきをかくような大きな呼吸をし始め、苦しむような様子を見せたため、動揺した長男は「楽にしてやって下さい」と厳しい口調で医師に迫った。追いつめられたような心理状態になった医師は、長男の目の前で塩化カリウムを注射して心停止に至らせた。

③射水市民病院事件

二〇〇五年一〇月富山県射水市民病院で、外科部長（当時）が末期の患者から人工呼吸器を取り外そうとしたことが病院内で問題となった。これをきっかけとして調査したところ、二〇〇〇年から二〇〇五年までの間に、当該外科部長が七人の末期患者の呼吸器を取り外して死亡させていたことが判明し、倫理的・道義的に問題のある行為として警察に通報された。この事実が翌〇六年三月に新聞で報道され、それを受けて病院側が記者会見を実施し、事実をあらためて公表した。その後警察は、「遺族に被害者感情がない」、「家族から本人の意思が推定できた例もあった」といった理由から、「重い刑事処分は求めない」という意見書をつけて書類送検した。それを受けた富山地検は、〇八年に不起訴を決定し、事件は裁判で審理されることなく決着している。

（B）のタイプの事件

①山内事件

一九六一年愛知県で、寝たきりの父親（五二歳）に二〇代の長男（山内某）が農薬を飲ませて死なせた事件。この父親は以前脳溢血で倒れたことがあり、一時小康状態となったが、その後再発し、自宅で五年間寝たきりであった。手足は曲がったままで、少しでも動くと激痛に見舞われ、時々発作にも苦しんだ。長男は高校卒業後、農家を継いで母親とともに父を介護していたが、ふとんの上で「早く死なせてくれ」と悶絶する父親を見ているうちに、いたたまれない気持ちになった。「死なせてあげることが最後の親孝行だ」と決意した長男は、ある早朝、配達された牛乳の瓶に使い残しの有機リン系殺虫剤を混入する。母親は何も知らずに父親に牛乳を飲ませたため、父親は間もなく有機リン中毒で死亡した。

②ヴァンサン・アンベール事件

フランスで消防士をしていたヴァンサン・アンベールは、二〇〇〇年九月二四日、一九歳のときに大きな交通事故にあって昏睡状態に陥った。約九カ月後に奇跡的に意識と聴覚を取り戻したものの、回復不可能な全身麻痺のため、ベッドに横たわったままの生活を続けなければならなかった。ほとんどまったく身体を動かすことができず、目も見えず、強い痛みと不快感に苦しむヴァンサンは、死ぬことを本気で望むに至る。この間ヴァンサンはシラク大統領（当時）に手紙を書いて、「僕に死ぬ権利を下さい」と訴えた。この行動はメディアによって取り上げられて大きな社会的反響を呼び、ヴァンサンの問題はフランスで広く知られることになる。フランスにおける尊厳死（安楽死）論議の大きなきっかけになったようである。ただ、大統領はヴァンサンに「もう一度人生を好きにならなければならない」という大統領命令を与えて、ヴァンサンの希望には応じなかった。

ヴァンサンはこれに納得しなかった。ヴァンサンの切実な願いを理解した母親マリーは、二〇〇三年九月二四日、ヴァンサンにつながれた管にバルビツール系鎮痛剤を注入した。ヴァンサンはこれだけでは死に至らず、異変に気づいた療養所職員が警察に通報したため、マリーは身柄を拘束される。その後もヴァンサンの昏睡状態が続いていたところ、医師団はヴァンサンの希望を踏まえて、「これ以上の延命措置は無意味」と判断するに至る。最終的には蘇生専門医であるフレデリック・ショソイが人工呼吸器を外し、塩化カリウムを注射して心臓を停止させた。裁判の結果、二〇〇六年にマリーとショソイには無罪判決が下っている。

## 二　日本における尊厳死（安楽死）論議の現況

日本では山内事件と東海大学付属病院事件に関して、手を下した者はどちらも殺人罪に問われ、裁判の結果有罪の判決が下っている。なおその際それぞれの判決の中で、安楽死が正しい行為として認められるための条件が提示されている。この条件は、二つ判決の間で項目の立て方や表現等には違いがあるが、内容的にはかなり似かよったものになっている。ここでは両者の内容を私なりにまとめて次に挙げることにしたい。日本の裁判所の判断によれば、安楽死が容認されるのは、次の八箇の条件が満たされたときである。

①患者が耐えがたい肉体的苦痛に苦しんでいること
②病気が不治のものであること
③患者の死が避けられず、死期が迫っていること
④患者の苦痛を除去・緩和するための方法が尽くされて他に手段がないこと
⑤もっぱら患者の苦痛を除去する目的のために行われること

⑥患者の明確な意思表示があること
⑦医師の手によること
⑧方法が倫理的に妥当なものとして認容されうること(2)

これらの条件の内容はわれわれの常識に合致するものであり、尊厳死（安楽死）問題について考えるときの重要な尺度となりうるであろう。ここでわれわれはこれに「裁判所基準」という呼び名を与え、今後必要な場合にはこれに立ち返ることにしたい。先の山内事件と東海大学病院事件については、この「裁判所基準」がすべて満たされてはいないという理由で、有罪の判決が下ったわけである。

なお、東海大学付属病院事件に関する裁判の判決では、安楽死のあり方として次の三つが示されている。われわれの後の議論に大きく関わるものなので、ここで見ておくことにしよう。

①消極的安楽死：無意味と思われる延命治療を行わずに、自然経過による死を迎えさせること
②間接的安楽死：死期を早める可能性があっても患者の苦痛を除去・緩和するための措置をとること
③積極的安楽死：苦痛から免れさせるために意図的・積極的に死を招く措置をとること(3)

また、その後の尊厳死（安楽死）事件の中では、射水市民病院事件が大きな出来事であり、重大な節目となったことを強調しておかなければならない。この事件は世の大きな反響を呼んで影響を残し、その後の論議の方向をかなりの程度まで決定づけたからである。不適切な仕方で尊厳死（安楽死）を実施してきた疑いがもたれた外科部長は、当初は非難の対象となったが、その後メディアに登場して自らの見解を明らかにする中で、むしろ患者思いの医師として世間の同情を集めるようになっていった。

この事件をきっかけとして、以前から日本における尊厳死（安楽死）の実現を目指していた「日本尊厳死協会」が活動を活発化させ、〇六年、事件発覚からまもない時期に「尊厳死法制化の要望書」を厚労相に提出している。この動きを受けて厚労省は、〇七年に「終末期医療の決定プロセスに関するガイドライン」を作成・公表した。また、これとほぼ同時期に「尊厳死法制化を考える議員連盟」は「脳死状態における延命措置の中止等に関する法律案要綱（案）」を発表するという動きを見せている。このような動きを経て二〇一二年には、同連盟は「終末期の医療における患者の意思の尊重に関する法律案（仮称）」の国会への上程を企図した。その後国会が解散したため、この上程は果たされずに終わったが、政権交代後の新たな国会においても、同じ動きが続けられている。

さて、このようにして進んでいる日本の尊厳死（安楽死）論議は、どのような方向に向かおうとしているのか、次に考えることにしたい。日本で尊厳死（安楽死）を実現しようとしている人たちは、どのような状態の人についてどのような尊厳死（安楽死）を実施しようとしているのであろうか。

答えを先に言うことにすれば、先に挙げた（A）に該当する人を消極的に安楽死させることである。すなわち、いわゆる「植物状態」の人の延命を控えて、死ぬのにまかせることが目指されているのである。

このことは、一つには先に言及した厚労省の「ガイドライン」の内容として表われている。そこでは、「生命を短縮させる意図をもつ積極的安楽死は、本ガイドラインでは対象としない(4)」とはっきり述べられており、「消極的安楽死」に限定して検討する姿勢が明示されている。「消極的安楽死」と「積極的安楽死」との違いは先に見たとおりであり、簡単にいえば、前者は患者を（無理に）延命させずに死ぬのにまかせることであり、後者は、患者を（その場で）死なせることを意味する。過激に思える「積極的安楽死」をはじめから度外視して「消極的安楽死」に限定しようとする姿勢は、穏健さを感じさせるものであり、常識に適うもっともらしさをもっているように見えよう。現在の日本の論議の流れが作られたきっかけとしては、先に挙げた射水市民病院事件があるが、そこで問題に

尊厳死の宣言書(リビング・ウイル Living Will)

私は、私の傷病が不治であり、かつ死が迫っていたり、生命維持措置無しでは生存できない状態に陥った場合に備えて、私の家族、縁者ならびに私の医療に携わっている方々に次の要望を宣言致します。

この宣言書は、私の精神が健全な状態にある時に書いたものであります。

したがって、私の精神が健全な状態にある時に私自身が破棄するか、または撤回する旨の文書を作成しない限り有効であります。

① 私の傷病が、現状の医学では不治の状態であり、既に死が迫っていると診断された場合には、ただ単に死期を引き延ばすためだけの延命措置はお断りいたします。
② ただしこの場合、私の苦痛を和らげるためには、麻薬などの適切な使用により十分な緩和的医療を行ってください。
③ 私が回復不能な遷延性意識障害(持続的植物状態)に陥った時は、生命維持措置を取りやめてください。

以上、私の宣言による要望を忠実に果たしてくださった方々に深く感謝申し上げるとともに、その方々が私の要望に従ってくださった行為一切の責任は私自身にあることを付記いたします。

年　　月　　日

自署
氏　名　　　　生年月日
住　所

図7－1　2011年に改訂された「尊厳死の宣言書」

(注) 下線は改訂箇所.
(出典) 日本尊厳死協会(編著・発行)『新・私が決める尊厳死』(中日新聞社, 2013年), 27頁.

なったのも「消極的安楽死」であった。穏健なものが行われたと考えられたため、この事件は裁判で審議されることなく決着したわけである。

もう一つには、「日本尊厳死協会」の主張に表われていることがある。ここで日本尊厳死協会が作成した「尊厳死の宣言書(リビング・ウィル)」の内容を参照してみよう(図7-1)。注目すべきなのは、③の「私が回復不能な遷延性意識障害(持続的植物状態)に陥った時は、生命維持措置を取りやめてください」という事項である。ここには、尊厳死する人の具体的な病気や状態として、「遷延性意識障害(持続的植物状態)」だけが特化して挙げられている。遷延性意識障害(持続的植物状態)の人の尊厳死(安楽死)こそが、日本における近年の論議の中で重点的な課題として意識されているものにほかならない。特に射水市民病院事件以来、日本の尊厳死（安楽死）論議の動向を大きく決定づけてきたのは、こうした尊厳死（安楽死）を目指す日本尊厳死協会の活動であった。実際、日本尊厳死協会会長の井形昭弘はある対談の中で「尊厳死協会会員には、高齢者で遷延性意識障害を念頭に置いて入会する人が多い[5]」と発言している。

このことは、日本尊厳死協会が発行している『新・私が決める尊厳死――「不治かつ末期」の具体的提案――』（二〇一三年）という書物の内容を参照すると、より明らかになる。同書では、はじめにカレン・クィンランの事件のことが取り上げられており[6]、尊厳死が問題になる典型的なケースとして、遷延性意識障害（持続的植物状態）が念頭に置かれていることが分かる。また「植物状態」は、様々ある病気や状態の一つとしてではなく、尊厳死が特に検討されるべき状態として特別の扱いを受けているほか[7]、同書の旧版では「日本尊厳死協会の会員にとっては、持続的植物状態が尊厳ある生とはいえない、との思いは強く、その延命措置への対応は不可欠というべきです[8]」とまで言われていた。「宣言書（リビング・ウィル）」によって本人があらかじめ意思表示してある場合には、持続的植物状態（遷延性意識障害）の患者に人工呼吸器などの生命維持装置を装着せずに、患者が自然に死ぬのにまかせることが目指されているのである。

日本における尊厳死（安楽死）論議の現況について考えようと思えば、何よりも検討されなければならないのは、このような仕方での尊厳死（安楽死）の実施が妥当か否かということにほかならない。

## 三　持続的植物状態の人の消極的安楽死

論述の都合上、日本尊厳死協会発行の『私が決める尊厳死』の旧版（二〇〇七年）の内容をまず見てみることにしたい。「遷延性意識障害（持続的植物状態）」がどのような状態のものであるかについて、二〇〇七年の時点における日本尊厳死協会の理解は、日本脳神経外科学会植物状態患者研究協議会が一九七二年に提案した定義に基づいている。それをここでも引用しておこう。

いわゆる「植物状態」は、脳幹の一部が生きており、人工呼吸器をつけなくても自力で呼吸できる状態であり、脳死とは異なる状態である。以下の六項目が治療にもかかわらず三カ月以上続いた場合を臨床の現場では植物状態と考えている。

①自力移動が不可能である。
②自力摂食が不可能である。
③糞・尿が失禁状態にある。
④声を出しても意味のある発言が全く不可能である。
⑤「眼を開けろ」「手を握れ」というような簡単な命令には辛うじて応ずることがあるが、それ以上の意思疎通が不可能である。
⑥眼球は辛うじて物を追っても、認識できない。(9)

ここで注目したいのは、④⑤⑥の項目の内容である。このような状態の人に死を与えようとするのは、かなり驚くべきことではないだろうか。ここに挙げられている現象はどれも、大きな意識活動がまだあることを明確に示すものにほかならない。このような状態の人の生命維持を断念することは、適切だと言えるだろうか。驚くほど思い切りのよいことではないだろうか。少し前まで、非常に大胆かつ危険な仕方での尊厳死が目指されていたのである。

尊厳死（安楽死）をめぐる近年の論議や論争の中で、この問題は大きなテーマになってきたようである。欧米では、遷延性意識障害（持続的植物状態）と見られる状態においても患者にかなり清明な意識活動があることが明らかになってきており、イギリスでは裁判の結果、この場合には尊厳死は認められないとする判決が下っている。[10]また このような経緯をへて、「最小意識保持状態（MCS：minimally conscious state）」と呼ばれるものが、「植物状態」とは 異なるものとして取り上げられるようになっている。[11]身体の動きや反応が非常に少ないため、意識の働きがないよ うに見えるが、実はポジティヴな意識活動をまだ保持している状態のことである。

おそらくこのような事情を大きく反映してのことと思われるが、『私が決める尊厳死』の改定版（二〇一三年）に おいては、「遷延性意識障害（持続的植物状態）」に関する記述が大きく変更されており、右に見られたような内容は もう見られなくなっている。[12]「最小限意識保持状態」が尊厳死の対象からはずされており、さらにそれ以外にも、 「無動無言症（akinetic mutism）[13]」と「閉じ込め（locked-in）症候群[14]」が挙げられて、やはり尊厳死の対象から除外され ている。日本尊厳死協会が現在基準としているのは、米国神経学会と米国小児神経学会が一九九四年に合同で発行 した報告書である。[15]長いものなのでここでは特に引用しないが、先に見られた基準に比べれば、遷延性意識障害 （持続的植物状態）に該当する人をはるかに少なくする内容のものである。ここ数年の間に尊厳死協会が、遷延性意 識障害（持続的植物状態）に該当する人の範囲を大きく狭めてきた状況が窺える。

では、改められた基準に従えば、遷延性意識障害（持続的植物状態）の人の尊厳死を認めることはできるだろうか。 単純にそう考えることはできない。基準をどれだけ厳密にしても、意識活動があるか否かを本人に代わって外から 決定することは、結局のところできないからである。前章でわれわれは、脳死の人ですらまだ内的意識をもってい ることが推測されること、それゆえ脳死の人を死んでいると見なすことがためらわれることを見た。脳死と判定さ れたザック・ダンラップという青年は、自分の臓器摘出手術が準備されている状況をはっきり理解しており、この 極限の恐怖を外に表すことができないだけであった。脳死の人よりもずっと高い意識活動をもつと考えられる植物 状態の人について、尊厳死を実施することは、さらにおぞましいことを行うことにほかならない。

日本で法制化が目指されている尊厳死は、大変な危うさがつきまとったものにほかならない。「消極的安楽死に限る」という姿勢が表明されているため、穏健なものが目指されているように見えるが、それは見かけだけのことで、実は非常に恐ろしくおぞましいことが目指されているのである。

この疑問に対して、尊厳死協会は本人の意思を根拠にして反論すると推測される。すなわち、たとえ意識活動がまだあるとしても、植物状態に陥ってしまったらもはや生き続けようとは思わない人が協会に入会しているのだ、と。時に耳にするところでは、尊厳死を望む人には、失禁状態になって他人におむつを取り替えてもらうのは耐えられないと感じる人が多いようである(16)。

では、このような意思に応じることは正しいだろうか。「本人が望んでいるのならば、その通り死ぬのにまかせてあげればよいではないか」と思う人も多いかもしれない。だが、話はそう単純にならないのであり、そこにこそ問題があると言わねばならない。よく聞かれる話として、現実に死に直面したとき、多くの人の意思はそれ以前と正反対のものに変わるということがあるからである。死を意識せずに平凡な日常生活を過ごしているときには「苦しむよりはさっさと死んで楽になりたい」と言っていた人が、死にかねないような危険な状態に実際に陥ってみると、「まだ死にたくない」、「何とかしてくれ」と訴えるというのである。したがって、リビング・ウィルによって事前に意思表示している人でも、実際に植物状態に陥ってしまった時には死を望んでいない可能性はかなりある。

このことは、全身の筋肉が徐々に委縮してゆく「筋委縮性側索硬化症（ＡＬＳ）」という難病に罹ってしまった人の場合を参照するとき、さらに明らかになる。ＡＬＳの患者は、次第に全身が動かなくなってゆき、数年中に死を迎えるという現実に本気で向き合わなければならない。患者は、はじめのうちこそ延命治療を拒否する意思を表すこともあるが、病状が進むのに従って考えが正反対に変わってゆき、生命維持のための大胆な措置を申し出るようになるという[17]。

死に本当に直面したときに意思が変わるということは、よく知られている事実であり、そのため厚労省のガイドラインでも「患者の意思が変化するものであることに留意して、その都度説明し患者の意思の再確認を行うことが必要である」[18]と記されている。また尊厳死協会は、この問題に対して、『私が決める尊厳死』の旧版では「もし意思が変われば、いつでも撤回でき」[19]、年会費の納入によって会員の意思が毎年あらためて確認されるという回答を与えている[20]。意思表明を毎年更新するシステムになっているというわけである。

だが詳論するまでもなく、このやり方では、実際に植物状態に陥（りそうにな）った人の、その時の意思を確かめたことにはならない。そもそも、実際に植物状態に陥（りそうにな）ったときには、非常に多くの場合、もはや外に向かって意思を表すことができないため、それを確かめることは不可能である。本人の意思という条件は、一見思えるほど尊厳死（安楽死）の条件にはなりえないのである。

またもう一点、遷延性意識障害（持続的植物状態）の人には回復の可能性があることに注意しなければならない。植物状態にあった人が数年後ないしは十数年後に意識を回復する話が、なぜか海外において報道されることが多いという[21]。尊厳死協会が作成した新版のリビング・ウィルはこの点を考慮したもので、そこでは「私が回復不能な遷延性意識障害（持続的植物状態）に陥った時は、生命維持措置を取りやめてください」と記されている（本書、一三五頁の図7-1を参照）。

だが、この問題に関する尊厳死協会の見解は楽観的にすぎるものとなっている。尊厳死協会は、植物状態が回復不能であることを決定するのに必要となる時間を一年と見なしているからである[22]。数年後ないし十数年後に回復する例もあるということであれば、植物状態が回復不能であることを決めるのは、尊厳死協会が考えるほど容易なことではないと言わねばならない。この点でも、現在行われている尊厳死（安楽死）論議は、危うい方向に進んでいると言わざるをえない。

## 四　終末期にない尊厳死

ここで、先に見た日本の《裁判所基準》の内容（本書一三二―一三三頁）に立ち帰って考えてみたい。この基準に照らしてみると、現在日本で実現が目指されている尊厳死（安楽死）は、そのうちの何と三つを満たしていないことが分かる。ここで整理しておこう。

一つ目には、いま見たように、病気が不治の場合という②の条件が満たされていない。回復不能な遷延性意識障害（持続的植物状態）を判定する方法はいまのところないからである。

二つ目には、⑥の意思表示の条件が本当の意味で満たされていないという問題がある。先述したように、平時における事前の表明を見るだけでは意思を確かめたことにならない。またその上、遷延性意識障害（持続的植物状態）に実際に陥（りそうにな）ったときの意思を確かめることは、非常に多くの場合に不可能である。条件⑥は、現実には非常に稀にしか満たされない。

そして三つ目に、遷延性意識障害（持続的植物状態）の人は多くの場合、死期が迫っているとは言えず、③の条件を満たしていないという問題がある。このことを次に見ておかなければならない。

今日、人工呼吸器や栄養補給の装置――近年では、腹部の外から胃にチューブを通して養分を送り込む胃瘻《ろう》という方法が普及している――を装着することによって、植物状態の人の生命を何年にもわたって維持することが可能になっている。この点について日本尊厳死協会は次のように述べて、植物状態を末期と見なす解釈を与えている。

遷延性植物状態では、呼吸や循環、消化、排泄、睡眠・覚醒サイクルなどの植物神経機能は維持された状態で、大脳にある動物神経機能は喪失状態に陥っています。…（中略）…介護者が水分・栄養補給、排泄物処理と清潔の維持、吸痰や呼吸管理をしなければ自力で生存できない状態です。したがって、…（中略）…永続性植物状態は「末期」と判断されます。(23)

だが、ここには少なからぬ無理があるように思われる。自力では生きられず、機械や人の手を借りて生命をつないでいる状態を末期と見なして、死に向かう過程に戻すことが正しいとすれば、非常に多くの医療行為が無意味だということになってしまうであろう。尊厳死協会の主張には不自然なものが含まれていると言わざるをえない。

さてこのように、日本で重点的に目指されている尊厳死（安楽死）は、先の《裁判所基準》のうち実に三つを満たしていない。消極的安楽死のみを考慮に入れるという路線がとられているため、穏健なものが企図されているように見えるが、このような印象は見かけだけのもので、実はかなり無理のあることが目指されているのである。尊厳死（安楽死）をめぐる日本の現在の状況には、非常に危ういものが含まれていると言わねばならない。

遷延性意識障害（持続的植物状態）は、尊厳死（安楽死）が検討されるようなケースではない。脳死の人ですらかなりはっきりした意識があることが推測されているのであるから、植物状態の人はなおさら清明な意識活動を行っていると考えられる。外に向けて表すことができないだけで、家族や友人が話しかけてくるのを楽しみにしていたり、テレビやラジオの音声を喜んで聞いているかもしれないのである。また、後にある事例に関して見ることになるが、自分の内的世界を発展させてそれを楽しんでいる可能性すらある。

このような人を死に向かわせることが、現在の日本の論議の中で重点的目標として意識されていることである。このようにして認められようとしている尊厳死は、本人のためを思うよりも、周囲の人の負担を軽減することが真の目的なのではないかという推測も成り立ちうる。周囲の人の負担とは、国の立場で言うと医療費のことになる。日本で尊厳死を法的に認めようとする動きには、膨らんだ医療費を削減しようとする目論見がかなり絡んでいると推測される。というのは、二〇一二年二月六日に、当時自民党幹事長であった石原伸晃が、そのような目論見を表すような発言をしているからである。浴風会病院を見学し、植物状態で養分補給を胃瘻に頼っている患者が何十人も並んでいる光景を見た後に、石原はテレビ番組の中で次のように発言して物議を呼んだ。

……何十人も寝ている部屋を見せてもらったとき、何を思ったかというと、エイリアンですよ。エイリアンの映画で、人間に寄生している、エイリアンが人間を食べているみたいな。…（中略）…こんなことやったらやっぱりお金かかるなあと。こりゃやっぱり医療は大変だと。(24)

胃瘻で生命をつないでいる状態は、自分以外の人に寄生している状態であり、もはや本当の意味で生きているとは言えない、そのような人を養うのに税金を費やすのは意味がない、だから植物状態の人に死を迎えさせるのは経済的にも正しい行為だ、という趣旨にしか聞こえない発言である。現在進んでいる、尊厳死を容認しようとする動きには、このような不純な要素が入り込んでいる。現在日本に見られる論議の方向は、正しいものとは言えないであろう。

現在日本で行われている論議は、主として、第一節で見た区分の（A）に関するものである。次にわれわれは、もう一つの（B）のケースに関して、尊厳死（安楽死）の実施の是非を検討しなければならない。ヴァンサン・アンベールの事件をもう一度取り上げることにしたい。

## 五　ヴァンサン・アンベール事件
### ――真に検討されるべき尊厳死（安楽死）――

交通事故のために全身麻痺の状態に陥ったヴァンサンは、もちろん口で話すことはできなかったが、右手の親指だけは動いたため、それによってかろうじてコミュニケーションをとることができた。他の人が大声でアルファベットを読み上げ、該当する文字のときに親指を動かすという方法で、自分の思いを言語に移すことができたのである。ヴァンサンはこの方法によって、母親やヘルパー、ジャーナリストに手助けされて、自分の意思を外に表した。ヴァンサンの心中は膨大な時間をかけて記録され、書物にも著わされている。

ヴァンサンは自分がどうしようもないほど大きな苦痛を感じており、本気で死にたいと思っていることを訴えた。

考えること、思うこと、分析すること以外の行為にはすべて介助を必要とする。呼吸するためでさえ補助が必要なことがしばしばだ。僕の立場になって少し想像してみてほしい。…（中略）…からだのあちこちが痛む。でも自分では何もすることができない。苦痛は自分のなかにあって、どっちみち、何をしたところで、その痛みは十分後、さらには一時間後にまたやってくるのだ。喉にはいつも何かが詰まっていて、自分ではつばを飲み込むことさえできない。口の中をすっきりさせるためには、誰かに手伝ってもらって、中にあるものを吸い出してもらわなければならない。酸素が足りなくなり、吸い込んだ空気だけではからだ全体にはもはや十分ではなくなってしまう。だから楽になるために誰かにマスクを当ててもらわなければならない。(25)

僕はいつだって早く人生を終わりにしたいと思っている。そう、僕はずっと言い続けている。早く死にたい、と。事故以来、僕が送っているこのクソッたれな人生にはもう耐えられない、耐えたくもない。こんなのは人生じゃない。こんなのは僕の人生じゃない。(26)

ヴァンサンの希望をかなえてあげることはおかしなことだろうか。つばを飲み込むのにも人の介助を必要とするような生活がどれほど苦痛なものであるかは、通常の人には想像することさえ難しいであろう。改善されることのない甚大な苦痛と不快感に悩む人の「死にたい」という希望に応じてあげることは、本当に認められないであろうか。この場合には死なせてあげてよいと考える人も多いはずである。それゆえにフランスの裁判所は、母親と医師に対して無罪の判決を下している。

尊厳死（安楽死）は、植物状態の場合よりも、このヴァンサンのようなケースについて検討されるべきではないだろうか。事前の意思ではなく、いま現在の意思がはっきり確かめられるからである。

朝日新聞が二〇一二年に報じているところでは、日本でもこれに非常に似たケースがあり、やはり本人が死ぬことを望んでいる。富山市の松尾巻子（当時六三歳）は二〇〇六年、少年の居眠り運転による衝突事故にあい、顔の神経の一部を除いて体の自由がきかなくなった。人工呼吸器と胃瘻をつけて生命をつないでいる。まばたきの動きと会話補助装置によって夫の幸郎（当時七〇歳）に言葉を伝えて意思疎通をしている。巻子は二〇〇九年四月に自らの死を望む意思を明らかにしたという。これを受けて幸郎も、巻子を死なせることを切実に望んでいる。また、自分のほうが先に死ぬかもしれないという幸郎の不安からも、この願いはつのっているようである。そうなったら、誰も付き添う人がいないまま巻子だけが残されてしまうからである。「こんなに残酷な生き方はないでしょう。そこまでして生きなきゃいけないのか」と幸郎は訴える。(27)

ただ、また話がややこしくなってしまうが、このようなケースでも単純に死を与えてよいということにはならず、だからこそ問題は難しいと言わねばならない。似たようなケースで、死を与えないほうがよいと思われる場合もあるからである。次に見るのは、同じフランスでヴァンサンと似たような植物状態に陥った、ジャックという青年のケースである。

ジャックは脳内出血のために植物状態となり、人生に絶望したが、二―三年後に心境が変化し、自らの内面の世界を発達させて、精神活動に喜びを見出すことができるようになったという。植物状態の人でも新たに生きがいを見出すことはできるのである。ヴァンサンと同様の方法で人とコミュニケーションをとっていたジャックは、妻に小説を読み聞かせてもらい、ラジオを聞き、映画を見る（ジャックは片方の目に視力が残っていた）といったことに喜びを感じることができるようになったという。シラク大統領（当時）がヴァンサンに与えた「もう一度人生を好きにならなければならない」という大統領命令も、決して的外れなものではなかったのである。ヴァンサンよりも三年ほど早く不自由な状態に陥ったジャックは、このことをヴァンサンに手紙で訴え、ヴァンサンに死ぬことを思いとどまらせようとした(28)（ヴァンサンはジャックからの手紙に大きな感銘を受け、非常に喜んだが、ジャックの提案には同意しなかった。ジャックはリハビリによってリモコン装置を指で操作できるまでに回復しているといったこともあり、ジャックの状態は自分ほど重篤ではないとヴァンサンは考えたからである。ジャックの経験は自分には当てはまらないとヴァンサンは考えたのである）。

ヴァンサンのような人を安楽死させてよいかどうかは、やはりかなり難しい問題である。ヴァンサンが安楽死を遂げずに生き続けた場合、ジャックと同様に人生を楽しむようになった可能性は否定しきれない。

ジャックのようなケースがあることを知るとき、植物状態の人について安易に尊厳死を考えるべきではないことも、あらためて確かめられるであろう。植物状態の人がいるとき重要なのは、死を検討することよりも、たくさんの言葉をかけてあげることなのである。植物状態の人は、外に向けて反応することができないだけで、十分な意識活動を保持しており、人から話しかけられることに快感を覚えていることはかなり考えられる。また、テレビやラジオの音声を楽しんでいる可能性もある。植物状態にある期間が長い人ほど自らの精神世界を豊かなものに発達させていることすらありえるであろう。

さて、これらのことを踏まえた上で、現在日本に見られる尊厳死（安楽死）の法制化の動きについてもう一度考えてみよう。現在日本に見られる動きは、その基本的な方向性において正鵠を逸していると言わざるをえない。再三述べてきたようにそれは、事前に意思表示してある人が植物状態に陥る場合を重点的なケースと見なして、このような人に消極的安楽死を施すことを目標としている。

だが、それよりも前に、ヴァンサン・アンベールや松尾巻子のような人のケースをまず検討するべきではないだろうか。これらの場合には、（事前のではなく）いま現在の本人の意思がはっきり確認されるからである。これらの場合でも、延命措置によって何年にもわたって生存を続けることができるから、《裁判所基準》③の「死期が迫っている」という条件は満たしていない。だが、それでも日本でいま目指されている尊厳死（安楽死）に比べれば、より基準を満たしているし、このような場合に安楽死を認めないことは、その人が味わっている重篤な苦痛を意味もなく長引かせることになってしまう。

したがってまた、実施されるのは「消極的」安楽死（尊厳死）ではなく、その場で死を迎えさせる「積極的」安楽死でなければならないことも明らかになる。「消極的」安楽死という言葉からくる穏健な印象に惑わされて、尊厳死（安楽死）問題の本質を取り逃してはならない。尊厳死（安楽死）は、やり方が穏やかならば実施してもよいというようなものではない。重要なのは、本人が感じている重篤な苦痛に正しく対処することなのである。

なお、植物状態の人がヴァンサンや松尾巻子と同じように、死ぬことを本気で望んでいる場合があることはかなり考えられるが、本人の現在の意思を確かめずに推測だけで死を決定することは許されない。このようにはっきりしない状態にぶつかったときには、ヨナスが言うように「われわれが採用すべき方針は、生きている可能性の側にできるだけ加担すること」である[29]。生死の境界に位置するような事象に行き当たったとき、死のほうに賭けることは倫理的に許されない（近年では「疑わしきは生命の利益に」という言い方があるようである）。回復の可能性や、生き続けることを望んでいる可能性がわずかでもあるときに、わずかにすぎないとしてそれを切り捨てることは、「生命の神聖さ」という最重要の原理に明確に背く行為にほかならない。

## 六　残された問題

われわれの考えを確認しておこう。尊厳死（安楽死）が実施されるとすれば、それは、患者が甚大な苦痛に悩んで回復することがありえず、死を望む意思をいま現在はっきりもっている場合でなければならない。そして、それは積極的安楽死として行われなければならない。ただ、これまで見られたことですべての問題が解決しているとは言えない。まだ残る問題について次に考えることにしたい。

まず、実施の決定を下すまでに時間が必要になることを、ここで確かめておかなければならない。死にたいという本人の意思が明確になっても、即座に安楽死を実施してはならない。その意思は一時的なものにすぎないかもしれず、それがその後も変らないことを確かめる必要があるからである。ジャックのように、大きな絶望を感じている患者でも、時間がしばらく経過した後に、自らの内面の世界を発達させて生きがいを見出すケースもある。本人の意思表示があっても、本当に安楽死しか道が残されていないのか、しばらく検討の時間をとらなければならない[30]。

どれくらいの長さの時間が必要となるか、ここで可能な範囲で考えてみよう。重篤で回復不可能な苦痛を味わうようになってから、時間の経過とともに患者の気持ちがどのように変化するものなのか、ここで見返してみることにしよう。ジャックの場合には、絶望の状態を二―三年続けた後に、新たな生きがいを見出せる心境に達している。ヴァンサンの場合には、事故後一年数カ月頃から死を望む意思が固まってゆき、その意思は三年後にも変わっていない。また松尾巻子の場合には、ほぼ全身が麻痺状態になってから約三年後に「死にたい」という希望が表明されている。

これらの事例から考えると、期間としては三年という長さが一つの目安になるように思われる。本人が死を望む意思を表した場合でも、即座に安楽死を決定してはならず、重篤な苦痛が三年以上続いていることが条件として考えられるであろう。ただ、ここで参照されたのはほんの二―三例に過ぎないため、期間の長さをきちんと定めるためには、もっとずっと多くの事例に当たらなければならない。本書では、この条件を定めるところにまではとても至らないため、それが今後の課題となることだけを述べておきたい。

ここでもう一つ触れておきたいのは、がんでモルヒネが効かないケースである。第三章でも触れたように、がんからくる痛みには強大で耐えがたいものがある。ほとんどの場合にモルヒネによって痛みを抑えることができるが、モルヒネが体質的に効かない患者が五パーセント程度いる。割合としては少ないが、人数にすればかなり多いはずである。今日日本では三人に一人ががんで死亡しており、五パーセントというのは人数にすればかなり多数になるはずである。

言及するのが最後近くになってしまったが、件数からすれば、尊厳死（安楽死）の実施が最も検討されなければならないのは、モルヒネが効かないがんのケースである。われわれの考察はまたしてもがんに行き当たる。安楽死が法的に認められて間もない時期のオランダを取材した記録を見ても、まさにこのようなケースに応じるために安楽死が行われていることが分かる[31]。また、近年（二〇一三年）の日本生命倫理学会の大会においても、ヨーロッパの状況を調査した研究報告の中で、安楽死の実施が検討されるのはがんのケースが圧倒的に多いという状況が伝えられている。[32]

がんの痛みの問題に関しては、それを取り除く技術が時代とともに発達しており、モルヒネが効かない場合にも対応できる方法が今後も開発されてゆくと考えられる。痛みに悩む患者は時代とともに減少してゆくであろう。ただ、強い痛みに苦しむ人は割合にすれば減少してゆくとしても、人数としては非常に多いはずであり、だからこそヨーロッパではがんをめぐって尊厳死（安楽死）が問題となっているのであろう。がんとの関連で尊厳死（安楽死）の問題について考えることは、いまでも課題として残っていると言わねばならない。

これに関連して、「セデーション（鎮静）」についてここで幾分か述べておかなければならない。これは、薬物によって意識の働きを大きく抑えて痛みを感じなくさせる方法で、がんの最終末期にモルヒネで痛みを抑えることができなくなったときに行われる。これを実施すると患者はもう話をすることもできなくなるため、この方法は原則として、死期が二―三週間後に迫っていると考えられる場合に行われる。

ここで、セデーションが尊厳死（安楽死）に替る方法になりえないかということが、検討されるべき問題として見出される。まだ最終末期にない患者にセデーションを施すことは、許されないことであろうか。

医師が記しているところを辿っていると、最終末期に至っていない患者にもセデーションが施されることがあることを思わせる記述に行き当たることがある。病院によっては、痛みの問題が解決しない場合には、まだ最終末期に至っていない患者にもセデーションが施されていると推測される。たとえば癌研有明病院緩和ケア科部長の向山雄人は次のように述べている。

国際標準の症状緩和治療・ケアでも取れない高度の進行性の苦痛があります。この場合、持続的な深い鎮静〈ディープ・セデーション〈deep sedation〉〉治療以外、症状は改善できません。[33]

また、淀川キリスト教病院ホスピス長の池永昌之は、がん患者が感じる痛みには精神的なものがあることを述べ、それに対してセデーションの方法が用いられることもあることを解説している。


　聖隷三方原病院の森田達也先生が二〇〇四年に発表している「わが国における心理実存的苦痛に対する鎮静」という現状報告があります。一〇五名の緩和ケア病棟医に対する、経験に関しての質問紙調査です。

　その調査では、三六％の緩和ケア医が心理実存的な苦痛に対して持続的なディープ・セデーションを行った経験があると答えています。しかし、症例数でいうと一％程度であり、質問用紙では、心理実存的な苦痛のみに対して行ったということではなく、そのセデーションの対処症状の一つとしてこのような苦痛が含まれていたという問い方になっています。(34)


諸々の条件が付帯していてやや複雑な話になっているが、ともかく最終末期のがん患者以外にもセデーションが実施されることがあることを思わせる説明になっている。

　このように、最終末期以外にもセデーションが実際に実施されている現実を見ると、痛みに苦しむがん患者にはセデーションが広く施されてゆくようになることが、今後かなり考えられる。がんに関しては尊厳死（安楽死）の問題に悩む必要はなくてすむかもしれない。また、がん以外の場合にもセデーションを実施する途はないのかどうかについても、あわせて検討する必要があるであろう。

　ただ、セデーションという方法が与える穏健な印象に惑わされて、それを単純に尊厳死（安楽死）よりも望ましいものと考えてはならない。セデーションは死を与えるのに実質的にかなり近いものであることが、諸論者たちによって警告されている。セデーションの実施には普通、同時に水分と養分の補給も停止されるため、それは事実上、消極的安楽死（尊厳死）と変わらないと見ることもできるからである。また、セデーションは本人の同意を得ずに

行われるため、この点で本人の意思を尊重していない面があることも指摘されている。(35)

ともあれ、尊厳死（安楽死）の是非が検討されるのであれば、同時にセデーションもあわせて論議の対象にならねばならないはずである。尊厳死（安楽死）に替えてセデーションを選ぶ途ももちろんありえるが、その場合にも、セデーションが尊厳死（安楽死）にかなり近いものであることが理解されていなければならない。セデーションに関しても、本人の意思確認をはじめとして、尊厳死（安楽死）の場合と同様の条件があらためて確定されねばならないはずである。

もっともこうした問題は、日本で現在行われている論議においてはテーマになりにくい。繰り返しを厭わず言うが、いま日本で進んでいる尊厳死法制化の動きは、遷延性意識障害（持続的植物状態）の人を消極的に安楽死（尊厳死）させることを重点的な目標としている。これが目標とされる限り、右に見たような問題は重要なものにならない。だが再三言ってきたように、現在の日本の動きは方向性を誤っており、本来検討されるべき問題場面を論議の中心に置いていない。現在の日本の状況に鑑みる限り、こうした派生的問題について検討するよりも、まず尊厳死（安楽死）がどのようなケースについて実施されるべきなのか、正しく見て取ることが先決である。

本書では、現在の日本の動向を批判し、とるべき方向は別にあることを述べることを主眼とした。派生してくる様々な問題について、多くは本書でも検討されずに終わることになるが、これについては今後別の機会を待つことにしたい。

# 注

## 第一章

（1）Kant, I., *Grundlegung zur Metaphysik der Sitten*, in: Kants Gesammelte Schriften, Bd. IV, S. 429.

（2）Jonas, H., *Das Prinzip Verantwortung: Versuch einer Ethik für die technologische Zivilisation* (Insel Verlag, 1979), S. 186. 加藤尚武（監訳）『責任という原理――科学技術文明のための倫理の試み――』（東信堂、二〇〇〇年）、一七五頁。

（3）*Ibid.*, S. 187. 邦訳、一七六頁。

（4）山崎章郎『病院で死ぬということ』（文春文庫、一九九〇年）、一一九頁。

（5）清水哲郎『医療現場に臨む哲学』（勁草書房、一九九七年）。

（6）同右、五三頁。

（7）山崎、前掲書、一一七頁。

（8）サンデル、M.（林芳紀・伊吹友秀訳）『完全な人間を目指さなくてもよい理由』（ナカニシヤ出版、二〇一〇年）、一六頁。

（9）同右、一九頁以下。

（10）同右、二九頁。

（11）同右、三〇頁。

（12）同右。

（13）同右、四二頁。

（14）同右、四九頁以下。

## 第二章

（1）鎌田實『言葉で治療する』（朝日新聞社、二〇一〇年）、五三頁。

（2）帯津良一『自然治癒力の驚異』（講談社、二〇〇七年）、一一頁。

(3) 近藤誠『患者よ、がんと闘うな』(文藝春秋、一九九六年)、一九三頁。
(4) 同右、一九四頁以下。
(5) 同右、二〇〇頁。
(6) 絵門ゆう子『がんと一緒にゆっくりと』(新潮文庫、二〇〇六年)。
(7) 近藤を批判した書物としては、例えば次のものが挙げられる。
平岩正樹『君、闘わずしてがん死するなかれ』(ごま書房、一九九七年)。
中島みち『奇跡のごとく——患者よ、がんと闘おう——』(文藝春秋、一九九九年)。
(8) 中川恵一『専門医が教える がんで死なない生き方』(光文社新書、二〇一一年)、三九頁以下。
(9) 同右。
(10) 同右、三〇頁。
(11) 竹中文良『がんの常識』(講談社現代新書、一九九七年)、九四頁以下。また、同『医者が癌にかかったとき』(文春文庫、一九九一年)、一三九頁、にもほぼ同様の記述がある。
(12) 前掲『がんの常識』、一九頁。
(13) 同右、一二頁。
(14) 同右、一四頁。
(15) 平岩正樹『副作用のない抗癌剤治療』(二見書房、一九九九年)。
(16) 上野創『がんと向き合って』(朝日文庫、二〇〇七年)。
(17) 近藤誠『「がん」ほどつき合いやすい病気はない』(講談社+α文庫、一九九五年)、三八頁。
(18) 江國滋『おい癌め 酌みかはさうぜ 秋の酒』(新潮文庫、二〇〇〇年)、一八頁以下。
(19) 上野、前掲書、一五頁。
(20) 同右、三四頁。
(21) 江國、前掲書、三三頁以下。
(22) 同右、三〇頁。
(23) 上野、前掲書、一一三頁。

(24) 同右、一四七頁。
(25) 同右、一四八頁以下。
(26) 江國、前掲書、一一五頁。
(27) 同右、一一六頁。
(28) 同右。
(29) 同右、一九五頁。

第三章

(1) 前掲『言葉で治療する』、一五〇頁。
(2) 笹子三津留『家族がガンにかかったとき』（築地書館、一九九二年）、一五五―一五七頁。
(3) 前掲『医者が癌にかかったとき』、一二一頁以下。
(4) 前掲『「がん」ほどつき合いやすい病気はない』、二五二頁。
(5) 笹子、前掲書、一〇六頁。
(6) 同右、一四九頁。
(7) 同右、八五頁。
(8) 前掲『がんの常識』、一七五頁。
(9) 岩田隆信『医者が末期がん患者になってわかったこと――ある脳外科医が脳腫瘍と闘った凄絶な日々――』（角川文庫、一九九八年）、一七五頁。
(10) 同右、二〇一頁。
(11) 前掲『がんの常識』、一〇四頁。
(12) 近藤誠『ぼくがすすめるがん治療』（文藝春秋、一九九九年）、一二六頁。
(13) 岩田、前掲書、一七六頁。
(14) 前掲『がんの常識』、一七六頁。
(15) キューブラー＝ロス、E.（鈴木晶訳）『死ぬ瞬間――死とその過程について――』（読売新聞社、一九九八年）、一七〇頁。

（16）笹子、前掲書、一二六頁。
（17）前掲『がんの常識』、一七四頁。
（18）例えば次の手記でもまったく同様のことが言われている。
飯島夏樹『がんに生かされて』（新潮文庫、二〇〇五年）、一四四頁。
（19）キューブラー＝ロス、前掲書、三〇〇頁。
（20）同右、一三三頁。
（21）前掲『言葉で治療する』、一二五頁。
（22）キューブラー＝ロス、前掲書、二〇九頁。
（23）同右、一三三頁。
（24）同右。
（25）同右、一七〇頁。
（26）同右、一七〇―一七一頁。
（27）前掲『言葉で治療する』、九六頁以下。

**第四章**

（1）トルストイ（望月哲男訳）『イワン・イリイチの死』（光文社古典新訳文庫、二〇〇六年）。
（2）トルストイ（原卓也訳）『人生論』（新潮文庫、一九七五年）。ロシア語の原題は“О ЖИЗНИ”であり、これは「生命」、「人生」、「生活」などの意味を同時に兼ね備えた、英語の“life”に当たる語である（「訳者解説」、二一八頁以下を参照）。
（3）フランクル、V．E．（中村友太郎訳）『生きがい喪失の悩み』（エンデルレ書店、一九八二年）、一六五頁。
（4）前掲『イワン・イリイチの死』、四五頁。
（5）同右、五三頁。
（6）同右、六四頁。
（7）同右、六五頁。
（8）熊沢健一『告知』（ＰＨＰ文庫、二〇〇四年）、七八頁。

（9）前掲『イワン・イリイチの死』、一一二頁。
（10）同右、一三八頁以下。
（11）山崎、前掲書、二〇九頁。
（12）同右、二一三頁以下。
（13）前掲『人生論』、一〇〇頁。
（14）同右、九五頁。
（15）同右、一二〇頁。
（16）同右、二〇七頁。
（17）同右、二〇三頁。
（18）フランクル（霜山徳爾訳）『夜と霧』（みすず書房、一九六一年）、一一二頁。
（19）フランクルが言う三つのタイプに関する本書の論述は、フランクル（山田邦男・松田美佳訳）『それでも人生にイエスと言う』（春秋社、一九九三年）の「訳者解説」に多くを負っている。
（20）前掲『それでも人生にイエスと言う』、七二頁。
（21）同右、三二頁。
（22）また、フランクル（霜山徳爾訳）『死と愛』（みすず書房、一九五七年）、五一頁を参照。
（23）前掲『それでも人生にイエスと言う』、七二頁。
（24）同右、三六頁。
（25）同右、一〇四頁。
（26）同右、七二頁以下。
（27）同右、七六頁。

## 第五章

（1）河合隼雄『物語を生きる――今は昔、昔は今――』（小学館、二〇〇二年）、一〇頁。
（2）同右。

(3) バルト、R.(花輪光訳)『物語の構造分析』(みすず書房、一九九五年)、二頁。
(4) 柳田邦男『犠牲《サクリファイス》――わが息子・脳死の十一日――』(文春文庫、一九九五年)。
(5) 河合隼雄・大江健三郎・中村雄二郎ほか『河合隼雄 その多様な世界――講演とシンポジウム――』(岩波書店、一九九二年)、柳田、同右書、二四〇頁における引用。
(6) 岩田、前掲書、二四頁。
(7) 高橋ユリカ『キャンサー・ギフト――ガンで死ななかったわたしから元気になりたいあなたへ――』(新潮社、一九九五年)、一八九頁。
(8) 同右、二〇三頁。
(9) レヴィ＝ストロース、C.(大橋保夫訳)『神話と意味』(みすずライブラリー、一九九六年)、同「神話の構造」(荒川幾男・生松敬三・川田順三ほか訳『構造人類学』(みすず書房、一九七二年)、所収)、参照。
(10) フライ、N.(海老根宏・中村健二・出淵博・山内久明訳)『批評の解剖』(法政大学出版局、一九八〇年)、二八五―三〇九頁。
(11) 佐藤智「在宅医療――生命倫理から考える――」、斎藤隆雄(監修)・神山有史(編集)『生命倫理学講義 医学・医療に何が問われているか』(日本評論社、一九九八年)、所収。
(12) 私の念頭にあるのは、『パン屋再襲撃』(文春文庫、一九八五年)という村上春樹の初期の短編である。この中で主人公は、食べ物欲しさに平凡なパン屋を襲撃し、無報酬でパンを手に入れようとする。だが襲撃を受けたパン屋の主人は、パンを欲しいだけ持って行くのと引き換えに、ワーグナーのレコードを最後まで一緒に聞くことを要求する。主人公はこの要求を受け入れてその通りにするが、その結果、無報酬でパンを入手するという当初の意図が達成されたのか否かが分からなくなり、ある種の挫折感を覚える。これをきっかけに主人公は、人間が自分の意思に従って生きているのは見かけだけのことで、実際にはその時々の事情に応じながら何となく生きていると考えるようになり、以後生き方を変えることになる。なお、人間がこのようにとりあえず何となく生きていることを、村上春樹も「不条理性」と呼んでいる(『パン屋再襲撃』、一一頁)。
(13)『対訳 フランス語で読もう「異邦人」』(第三書房、二〇一二年)、一〇四頁。
(14) 同右、一〇五頁。
(15) バルト、前掲書、一六頁。
(16) 前掲『対訳 フランス語で読もう「異邦人」』、二一六頁。

（17）同右、二二七頁。

（18）Nietzsche, F., *Die Geburt der Tragödie*, in: Sämtliche Werke, Kritische Studienausgabe, Hrsg. von Giorgio Colli und Mazzino Montinari, Bd. 1（de Gruyter, 1999）, S. 27. 秋山英夫訳『悲劇の誕生』（岩波文庫、一九六六年）、三二頁。

（19）*Ibid.* 邦訳、三三頁。

（20）*Ibid.*, S. 28. 邦訳、三三頁。

（21）*Ibid.*, S. 31. 邦訳、三八頁。

（22）*Ibid.*, S. 33. 邦訳、四一頁。

（23）*Ibid.* 同右。

（24）*Ibid.*, S. 29. 邦訳、三四頁。

（25）*Ibid.* 同右。

（26）*Ibid.*, S. 40. 邦訳、五三頁。

（27）*Ibid.*, S. 41. 邦訳、五四頁。

（28）鎌田實『がんばらない』（集英社文庫、二〇〇三年）、四三頁以下、「豊かな生と豊かな死」の章。

（29）Nietzsche, *op. cit.*, S. 140f. 邦訳、二〇三頁。

（30）Nietzsche, *Götzen-Dämmerung*, in: Sämtliche Werke, Bd. 6, S. 160. この箇所は『この人を見よ』の中で自己引用されている。Nietzsche, *Ecce Homo*, in: ibid., S. 312. 手塚富雄訳『この人を見よ』（岩波文庫、一九六九年）、九八頁。

（31）飯島夏樹『ガンに生かされて』（新潮文庫、二〇〇五年）、一三頁。

（32）同右、一五頁。

（33）Nietzsche, *Ecce Homo*, in: op. cit., S. 311. 邦訳、九七頁。

（34）Nietzsche, *Die Geburt der Tragödie*, in: op. cit., S. 139. 邦訳、二〇〇頁。

（35）*Ibid.* 同右。

（36）*Ibid.*, S. 152. 邦訳、二一九頁。

## 第六章

（1）「厚生省厚生科学研究費特別研究事業　脳死に関する研究班昭和六〇年度研究報告書　脳死の判定指針および判定基準（抄）」、中山研一（編著）『資料に見る　脳死・臓器移植問題』（日本評論社、一九九二年）、所収、四九頁。

（2）この論争に関連する書物としては、次のものが挙げられる。
立花隆『脳死』（中央公論社、一九八六年、雑誌『中央公論』での連載は一九八五年一一月―一九八六年八月）。

同『脳死再論』（中央公論社、一九八八年、雑誌連載は一九八八年三月―八月）。

同『脳死臨調批判』（中央公論社、一九九二年、雑誌連載は一九八九年一二月―一九九二年八月）。

竹内一夫『脳死とは何か――基本的な理解を深めるために――』（講談社ブルーバックス、一九八七年）。

竹内一夫『改訂新版　脳死とは何か』（講談社ブルーバックス、二〇〇四年）。

（3）高知新聞社社会部「脳死移植」取材班『脳死移植――いまこそ考えるべきこと――』（河出書房新社、二〇〇〇年）。

（4）小松美彦『脳死・臓器移植の本当の話』（PHP新書、二〇〇四年）、九四頁。

（5）森岡正博『生命学に何ができるか――脳死・フェミニズム・優生思想――』（勁草書房、二〇〇〇年）、三五―三六頁。

（6）小松、前掲書、八九―九〇頁に引用されている談話。

（7）渡辺良夫「脳死体からの臓器移植が包含する問題点と危険性」、追記部分、梅原猛（編）『脳死と臓器移植』（朝日文庫、二〇〇〇年）、所収、七八頁。

（8）小松、前掲書、一〇九頁。

（9）小松美彦・市野川容孝・田中智彦（編）『いのちの選択――今、考えたい脳死・臓器移植――』（岩波ブックレット、七八二、二〇一〇年）、一八頁。

（10）小松、前掲書、三九四頁以下。

（11）中村暁美『長期脳死――娘、有里と生きた一年九カ月――』（岩波書店、二〇〇九年）、三四頁。

（12）柳田邦男『犠牲《サクリファイス》――わが息子・脳死の十一日――』（文春文庫、一九九五年）、一八三―一八四頁。

（13）中村、前掲書、五五頁。

（14）柳田、前掲書、六四頁。

（15）同右、一四一頁。

(16) 中村、前掲書、iv頁。
(17) 小松・市野川・田中（編）、前掲書、一六―一七頁。
(18) 同右、三頁。
(19) 同右、七三頁。
(20) 同右、三頁。
(21) 朝日新聞、二〇一一年七月一日の記事。
(22) 同右。
(23) 『週刊文春』二〇一一年四月二八日号の記事。
(24) 小松、前掲書、第二章、参照。
(25) 平澤正夫「悪魔としての移植医療」、近藤誠・中野翠・宮崎哲弥ほか『私は臓器を提供しない』（洋泉社新書、二〇〇〇年）、所収、一七一頁。
(26) 渡辺良夫、前掲論文、五六頁。
(27) 同右。
(28) 「生命倫理学会議　臓器移植法改定に関する緊急声明」、項目2、小松・市野川・田中（編）、前掲書、所収。

## 第七章

(1) 「尊厳死」と「安楽死」という言葉は今日、特に区別しないで用いられることも多い。区別する場合には、前者を「消極的安楽死」と同じ意味で用い、後者を「積極的安楽死」を意味する言葉として用いることが一般的になっている。本書でも原則としてこの区別に従って言葉を使い分ける。また、同時に両方を意味する場合や区別が問題とならない場合には「尊厳死（安楽死）」のように表記する。なお「消極的安楽死」と「積極的安楽死」との区別については、本文中の解説（本書一三三頁）を参照されたい。
(2) 「東海大学付属病院事件」の判決については、次の本に原文が抄録されている。
　赤林朗（編）『入門・医療倫理I』（勁草書房、二〇〇五年）、二五九―六〇頁。
(3) 判決の原文においては、「消極的安楽死」のことを言うのに「治療行為の中止（尊厳死）」という言葉が用いられている（同右、参照）。本書では、後の議論との関わりの都合で、「消極的安楽死」「積極的安楽死」という呼び名に変えた上で判決の内容を示した。また、内容の記述も原文通りではなく、簡潔なものに書き換えている。

（4）「終末期医療の決定プロセスに関するガイドライン」（厚生労働省、二〇〇七年五月）、飯田亘之・甲斐克則（編）『終末期医療と生命倫理　生命倫理コロッキウム4』（太陽出版、二〇〇八年）、所収。

（5）井形昭弘・桑山雄治（全国遷延性意識障害者・家族の会代表）（対談）「尊厳死法制化をめぐる係争点」、『現代思想』第四〇巻第七号（「特集＝尊厳死は誰のものか」）（青土社、二〇一二年六月）、所収、一〇二頁。

（6）日本尊厳死協会（編著・発行）『新・私が決める尊厳死――「不治かつ末期」の具体的提案――』（中日新聞社、二〇一三年）、一一頁。

（7）同右、一九頁。

（8）日本尊厳死協会東海支部（編著）、日本尊厳死協会（発行）『私が決める尊厳死――「不治かつ末期」の具体的提案――』（中日新聞社、二〇〇七年）（前掲（5）の旧版）、三二頁。

（9）同右、三三頁における引用。

（10）戸田聡一郎「意識障害における尊厳死で何が問われるか――その予備的議論――」、前掲『現代思想』第四〇巻第七号、所収、参照。

（11）同右、参照。

（12）前掲『新・私が決める尊厳死（二〇一三年版）』、五一頁以下。

（13）同右、五〇頁以下。

（14）同右、五二頁以下。

（15）The Multi-Sciety Task Force on PVS, Medical aspects of the persistent vegetative state. N Engl J Med 330（1994）. pp. 1499–1508, pp. 1572–1579. 邦訳は、同右、四六頁、を参照。

（16）山田真「尊厳死法の危険な可能性」、前掲『現代思想』第四〇巻第七号、所収、一一五頁、参照。

（17）この点については次を参照。

川口有美子『逝かない身体――ＡＬＳ的日常を生きる――』（医学書院、二〇〇九年）。

長岡紘司／川口有美子（解題）「生きよ。生きよ。――在宅人口呼吸療法の黎明期を生きた男の遺言――」、前掲『現代思想』第四〇巻第七号、所収。
(18) 前掲「終末期医療の決定プロセスに関するガイドライン」。
(19) 前掲『私が決める尊厳死（二〇〇七年版）』、二四頁。
(20) 同右。
(21) 戸田、前掲論文、二二八頁。
(22) 前掲『新・私が決める尊厳死（二〇一三年版）』、四二頁。
(23) 同右、五四頁。
(24) 天田城介「胃ろうの十年――ガイドライン体制のもとグレーゾーンで処理する尊厳死システム――」、前掲『現代思想』第四〇巻第七号、所収、一六五頁における引用。
(25) ヴァンサン・アンベール（山本知子訳）『僕に死ぬ権利をください――命の尊厳をもとめて――』（ＮＨＫ出版、二〇〇四年）、九七頁。
(26) 同右、一三頁以下。
(27) 朝日新聞、二〇一二年八月二五日の記事。
(28) アンベール、前掲書、一三九頁以下、参照。
(29) ヨナス、Ｈ.（谷田信一訳）「死の定義と再定義」、エンゲルハート、Ｈ. Ｔ.、ヨナス、Ｈ. ほか（著）、加藤尚武・飯田亘之（編）『バイオエシックスの基礎――欧米の「生命倫理」論――』（東海大学出版会、一九八八年）、所収、二三二頁。
(30) ＡＬＳの患者に見られるように、身体が動かない人は、文字盤などを通して「死にたい」という言葉を頻繁に表すことがある（前掲『逝かない身体』を参照）。ただ、このことをもって安楽死の希望が明示されたと即断してはならない。というのは、このような発言は、一時的に発せられる愚痴とも考えられるからである。安楽死を希望しているか否かは、このような発言とは別に確かめられなければならない。
(31) 三井美奈『安楽死のできる国』（新潮新書、二〇〇三年）、二一頁、参照。
(32) 日本生命倫理学会、第二五回年次大会（二〇一三年一一月三〇日、東京大学）でのシンポジウム「治療の差し控え中止・緩和ケアと安楽死――死の質のよさを求めて――」における提題者の報告。
(33) 向山雅人「パリアティブ・セデーション（緩和的鎮静）と安楽死」、日本臨床死生学会（監修）『安楽死問題と臨床倫理――日本の医療文化よりみる安らかな生と死の選択――』（青海社、二〇〇九年）、所収、八〇頁。
（34）池永昌之「臨床現場におけるセデーション施行時の倫理的葛藤について」、同右、所収、九三頁。
（35）次の二つの論説を参照。
ミッチネージ、G．ほか「持続的な深い鎮静：ヨーロッパ六ヵ国における医師の経験（要約）」、飯田亘之・甲斐克則（編）、前掲書、所収、二六八頁。

品川哲彦「終末期セデーションにかんする論文の紹介――M. P. Battin, "Terminal Sedation: Pulling the Sheet over Our Eyes", J. T. Berger, "Rethinking Guidelines for the Use of Palliative Sedation"」）『倫理学論究』（関西大学倫理学研究会発行、電子ジャーナル）, vol. 1, no. 1,（2014）, pp. 27-36.

# あとがき

本書の出版を決意したのは、二〇一三年一二月に晃洋書房編集部の井上芳郎さんが私の研究室を訪ねてこられて、「本を出す意思はありませんか」という話をされた時であった。「まえがき」にも述べた構想を抱き始めて、自分を追い込むために、以前お世話になった別の書肆に申し込んで出版を約束してしまおうかと考え始めていたところであった。ちょうどそんな時に井上さんからお勧めをいただいたため、しばらくお話した数十分後にはもう約束を交わしていた。

偶然や縁というものは本当に不思議なもので、井上さんが来られたのは、私が忘れ物をとりに研究室に引き返した時であった。ほんのわずかでも時間が食い違っていたら、本書は別の機会に別の書肆から出版されていたことであろう。井上さんには出版に至り着くまでにまめに連絡をいただいて励ましていただいた。ここに記して感謝申し上げたい。

本書の内容はすべて、私の勤務先である広島修道大学の論集に掲載したものに基づいているが、初出論文をここで列記することはあえて控えることにしたい。というのは、本書をまとめるに当たって、それらをすべて一度解体して大幅に組み換えたため、元の論文はほとんど原形をとどめなくなっているからである。初出論文の中でも最も古いものは、一五年も前にがん治療について考察したものである。今回その内容と現在の状況とを比較してみて気がついたが、本文中でも触れたように、この間がん治療のあり方には大きな変化が見られない。これはかなり驚くべきことである。日本の医療の体制は大きな問題をかかえていると思われる。今後それについても論じる機会があるかもしれないと思っているところである。

本書のカヴァーに八ヶ岳が描かれていることについて、ここで事情を説明しておきたい。理由の一つは、八ヶ岳が私の出身地の近くにあって、私が生まれてから毎日目にしていたという個人的事情である。自然の美が人間に生きる意味を感じさせることについては本文中でも述べたが、このことを考えるとき私の脳裏に浮かぶのは、諏訪湖の向こうにそびえる八ヶ岳の風景である。そしてもう一つの理由は、本書にもたびたび登場していただいた鎌田實さんが『がんばらない』という本の中で書いておられる話にある。同書には、悪性リンパ腫のために、二〇歳に届かずに死を迎えなければならなかった研二君の話が記されている。当時鎌田さんが院長をしていた諏訪中央病院は八ヶ岳の麓付近に位置している。地元の患者であった研二君は、自分の死と向き合っているとき、八ヶ岳の美しさに目覚めてそれに見入っていたことがあったという。そして、私の母が最期を迎えたのもこの諏訪中央病院であった。これだけ縁があるとやはりカヴァーに載せたいように思って、晃洋書房編集部にお願いすることにした。カヴァーデザインについては、最初担当の方に「お任せします」といっておきながら、途中でこのような考えにとりつかれてしまって、計画を変更していただいた。担当された石風呂春香さんには大変にご面倒をおかけしてしまった。お詫びと同時に感謝を申し上げたい。

なお、本書で《物語》について論じた背景には、長年このテーマについて探究しておられる野家啓一先生のお仕事がある。本文中ではたまたま言及する機会が無かったが、先生の議論から得られた刺戟がなければ、本書の構成はまったく違ったものになったであろう。あらためて先生に感謝の意を表したい。

このように書いてくると、実にいろいろな人にお世話になったことに気がつく。特に妻の千鶴は、応援団長のようにして絶えず私の執筆を励ましてくれただけでなく、最初の読者にもなってくれた。この場であらためて感謝したい。お世話になった様々な方々に感謝の言葉を表すのは、私にとって喜ばしい義務である。

なお本書は、私の勤務先である広島修道大学から出版助成を得て、同大学のテキストシリーズの一つとして書かれたものである。事務手続き上お世話になった大学の事務員の方々にも、この場を借りてお礼申し上げたい。

二〇一五年七月

宮坂和男

《著者紹介》

宮坂和男（みやさか　かずお）
1962年　長野県生まれ
1986年　東北大学文学部哲学科（哲学専攻）卒業
1994年　東北大学大学院文学研究科（哲学専攻）博士課程修了（文学博士）
現　在　広島修道大学人間環境学部教授

著　書
『哲学と言語——フッサール現象学と現代の言語哲学——』（ナカニシヤ出版，2006年）
『生と死の現在』〔共著〕（ナカニシヤ出版，2002年）
『人間環境学入門——地球と共に生きること——』〔共著〕（中央経済社，2001年）
『歴史の現象学』〔共著〕（世界書院，1996年）

広島修道大学テキストシリーズ
生きること　死ぬこと　物語ること
——終末期医療と倫理——

2015年8月30日　初版第1刷発行
2024年7月5日　初版第3刷発行
＊定価はカバーに表示してあります

著　者　宮　坂　和　男©
発行者　萩　原　淳　平
印刷者　藤　森　英　夫

発行所　株式会社　晃　洋　書　房
〒615-0026　京都市右京区西院北矢掛町7番地
電話　075（312）0788番㈹
振替口座　01040-6-32280

ISBN978-4-7710-2650-6　印刷・製本　亜細亜印刷㈱